のじま医院の奇跡 1

のじま医院 院長
野島政男［監修］
のじま医院特別取材班［編・著］

ガンが消えた14人の記録

たま出版

のじま医院の治療法について

のじま医院特別取材班

医療法人・のじま医院の野島政男院長は、かつては外科医として、鹿児島の生協病院の初代院長をつとめたほどの、ばりばりの西洋医学出身者である。その野島先生が、のじま医院の院長に就任してから、ガンの治療をはじめ、すべての病気について、それまでとはまったく異なる治療法を行なうようになった。

ガンといえば、まずは手術であり、抗ガン剤、放射線治療などが一般的だが、のじま医院では、そのようなことは一切行なわない。やっていることとは、一種のエネルギー療法なのだが、それは外から見ているぶんには、単なるマッサージのようにも見える。

しかしながら、この療法により、多くの患者さんに症状の改善が見られ、ほどなくして治っていくのだ。それは、「意識体と意識」に直接働きかけることにより、「患者さん自身の意識の変化が病気を治す」ということのようだが、どうもそれだけではないようである。

なぜならば、のじま医院で治療を受けることが決まり、野島先生の著書を読んだあと、のじま医院にやってきたそのときに、もうすでに病気が治っているというようなことも起きているからである。「意識体と意識」に直接働きかけるということであるならば、これはありえないことである。

もっとも、野島先生に直接治療される前に病気が治っていたというのは、二〇〇四年になってからのようである。のじま医院の患者さんに直接インタビューをした本としては、本書は二冊目であり、二〇〇三年九月に刊行された最初の本『意識を変えたらガンが消えた』（松澤正博著）では、そのようなことはなかった。

「意識体と意識」に働きかけて、「患者さん自身の意識の変化が病気を治す」という野島療法には変わりはないのだろうが、それは野島先生が直接治療することを抜きにしても可能であるということであろう。そしてそれはまた、のじま医院の治療方法がいまも進歩し続けているということであり、野島政男院長の治療力そのものが進化し続けているということでもある。

本書には、十四人のガン患者さんのインタビューを収めた。現在、のじま医院では次々と末期ガンの患者さんが治っているが、本書では十四人にしぼらせていただいた。ガンが治った方の数の多さを紹介するよりも、ガンが治っていくプロセス、すなわち患者さんお一人お一人の意識が変わっていくプロセスを読んでいただきたかったからである。この意識のプロセスこそが、のじま医院の治療法と密接に結びついていると思われるため、本書ではそこの部分に多くの紙数を割いた。

そのため、多くの方が取材から漏れてしまったが、読者の方には十分、のじま医院の治療法の本質的なものが伝わる内容となっているものと確信している。

のじま医院においてインタビューを実施したのは、二〇〇四年二月十二日と十三日の二日間であり（七名についてはこの前後に電話取材をした）、合計三十六名の患者さんをインタビューした。そのうち、ガン患者さんを本書に、ガン以外の難病の患者さんを、同時刊行の続編『のじま医院の奇跡2　難病が治った22人の記録』に収めた。

のじま医院の患者さんは、いずれも明るく、ほとんどの人が「本名でいいですよ」とおっしゃったのだが、ご本人はともかく、ご家族やご親戚にさしさわりがあってはいけないと判断し、すべて仮名にさせていただいた。

ほとんどの患者さんが、のじま医院にたどり着く前に、町のお医者さんにかかり、その後に大きな病院に通っていて、その病院名などもわかっているのだが、大きな病院の治療方法への批判は、本書の趣旨ではないので、さしさわりのないものを除いて、その名前も伏した。

それ以外のことについては、いっさい手を入れていない。ここに収められたガン患者さんの話は、すべてご本人が話されたことそのままである。

目次——のじま医院の奇跡1　ガンが消えた14人の記録

第二部

野島政男講演録

第一部

奇跡の生還を果たした患者さんたちの体験談

胃ガンからの生還

食事療法の先に出会ったものは…

高石美都子さん（仮名）　広島市　六十四歳　胃ガン

1

十何年か前に狭心症の発作で倒れ、それ以来、薬を飲み続けてきました。

ところが、ここ三年くらいは頻繁に胃が痛むようになり、めまいや吐き気を繰り返すようになったのです。しだいに疲れやすくなり、家事をするのも億劫になっていきました。でも、それは持病の心臓病のせいだろう、年をとってきて疲れやすくなっているのだろうというくらいにしか考えませんでした。

ですから、胃が痛くても、検査を受けようなどという気持ちにはならず、近所のお医者さんから適当に胃薬をもらって飲んでいました。主人からは、何度も検査するようにいわれましたが、検査というものがもともと大嫌いなところへもってきて、検査で何か見つかるのも恐くて、とても行く気になれなかったのです。

そうこうするうち、狭心症用にずっと携帯していたニトログリセリンもなんだか嫌になって、知り合いの人に東洋医学を勉強したという漢方の先生を紹介され、ニトロに替わる心臓の漢方薬を処方してもらうようになりました。

ところが、その先生が高齢だということで、診療所を閉鎖してしまわれたのです。

そういう状態がしばらく続いていたのですが、主人の会社で毎年行なっている人間ドック入りが近づいたとき、今度ばかりは有無を言わせぬ強い態度で、

「あなたも一緒に入りなさい」

と言われたのです。

それは、二〇〇二年六月のことでした。さすがの私も観念して、しぶしぶではありましたが、検査を受けることにしました。

2

胃カメラを飲んで検査をしているときには、私も映し出される映像を見

ていました。カメラがあるところに来ると、医師が何かをピピッとつまみました。すると、そこからバァーッと出血したのが見えました。

しかし、その時は、私になんの知識もなかったため、あれはいったいなんなんだろうというくらいにしか思いませんでした。

その後、しばらくして病院の医師から、

「ご主人はいらっしゃいますか？」

と、電話が入りました。その時、主人は留守でしたが、もしかしたら用件は私のことかもしれないと直感し、なんでも隠さず教えてくれと頼むと、

「検査の結果、胃の潰瘍が少しひどいようなので」

と言ってくれました。

それを聞いて、私は、

「ガンにちがいない！」

と思いました。

というのも、私の母が胃ガンを患い、十五年間も介護をしたことがあるからです。そこで、私は医師に、

「先生、私はガンなんでしょう？」

と、率直に訊ねました。

医師は、最初は口ごもっていましたが、

「ステージはどのくらいなんですか？　どうかほんとうのことを教えてください。もしガンなら、余命はどのくらいでしょうか」

と、真剣に聞きただしたところ、

「たしかにあなたは胃ガンです。余命は二年です」

と答えてくれました。そこで私は、

「助かるためには、どのような道があるのでしょうか。その場合の確率は、いったいどれくらいなのでしょうか」

と訊ねました。すると、

「手術をしたあと、抗ガン剤治療をすれば、五割の確率で生存できます」

と、はっきり答えてくれました。私は、

「余命があとわずかなら、いろいろと整理をする時間がほしいので、手術については考えさせてほしい」

と答えました。

ガンだとわかってびっくりし、混乱した状態のまま手術をして、そのまま死んでしまうようなことがあったらどうしようもない。自分の心の中や頭の中、それに身の回りなどをきちんと整理して、それで手術を受けるのなら受ける。受けないでほかの方法で頑張るのなら頑張る、あるいは諦めるのなら諦めるというようにしたいというのが、そのときの私の偽らざる心境でした。

この私の返事に、医師は少し慌てた様子で、

「いや、それは…。あなたのガンは進行性ですから、のんびりしていては

だめですよ」

と言いました。

医師の言うことはわかるのですが、私としては、どうしてもすぐに手術を受ける気にはなれず、そのまま病院をあとにしました。

3

真っ白になった頭で、母が胃ガンになった時の記憶を懸命に呼び起こしました。母は手術後肝炎になりましたが、肝炎は手術では治せないと言われ、私はすぐさま食事療法の勉強に取りかかったのです。

そして、一通り学び終わったなかで、これがベストだと思えるやり方で、二年間、母に食事療法を続けました。

すると、母の肝炎に関する数値が、正常値に戻ったのです。食事療法をしながらガンと闘っている人たちがいることを知ったのは、その時のことでした。そのことは忘れていたのですが、自分が胃ガンになることによって、思い出したのです。

私は、自分の気持ちや頭の中を整理していくことによって次のような結論に達しました。

ガンになっても、食事療法で闘うというやり方がある。医師は、手術と抗ガン剤療法を勧めたが、それでも助かる確率は五割だという。それならば、食事療法でガンと闘ったほうがよい。

そこで、今度は自分自身のために、あらためて食事療法を勉強し直すことにし、少しずつ知識を増やし、理解を深めていきました。そのようななかで、私と同じように、食事療法でガンと闘おうとしている仲間が、しだいに増えていきました。

私たちガン患者は、ガンの進行との闘いをつねに強いられているため、かたときも安心することはありません。つまり、ガンとの闘いとともに、繰り返し襲ってくる不安とも闘わねばならず、むしろこちらのほうがたいへんなのです。そんなしんどい毎日のなかで、体力も弱ってきているのを感じていました。

そんなある時、肝臓ガンを患っている人から野島先生のことを紹介されたのです。話を聞いてもにわかには信じられず、「へぇ～？　そういう人たちもいるんだ…」というくらいにしか思いませんでした。

送ってもらった本とビデオのうち、ビデオだけは見たのですが、やっぱり呆れるほうが先で、どうしても信じられずにいたのです。

ガンが見つかってから一年近くたった二〇〇三年五月、野島先生が霧島で講演会をするから、ぜひ一緒に行きましょうとお誘いを受け、とにかく行くだけは行ってみようと思いました。

松岡さんと知り合ったのは、その講演会場でのことでした。私のことを心配してくださった松岡さんは、予約されていたご自分の診療の時間を私に譲ってくださったのです。

そうして、松岡さんのご好意により、七月に第一回目の診察を受けることになりました。

4

野島先生の治療は、ものすごく痛く、先生からは、

「あなたは、これまで自分が正しいと思って生きてきたんでしょう」

と言われました。いきなりそのようなことを言われた私は、

「えっ、なんでそんなことを言われなければいけないの？　間違ったことをしてきたわけでもないのに…」

としか思えませんでした。

それでも次の診察の予約をし、十月に今度はのじま医院の前のコンテナ

に宿泊して、四回ほど治療をしていただきました。その時、先生は、
「あなたは長い間、我慢をして生きてきましたね。でも、我慢していると
いうことは、その相手を憎んでいるということでもあるのですよ」
とおっしゃいました。
でも、その時もまだ、どうして先生はそんなことを言うのだろう、私は
ただ自分が我慢すれば、それで周りも丸く治まると思ってやってきただけ
なのにと、腑に落ちない気持ちでいたのです。
宿泊している間中、先生の言葉の意味を繰り返し考えながら、もう一度
先生の本をじっくり読み通しました。
「高石さん、ガンのことは忘れて、楽しいことだけを考えて暮らしなさい
ね」
四回の治療を終え、今日で帰るという日に挨拶に行くと、先生はそうお
っしゃいました。

「先生、ほんとうは病院の検査を受けに行かなくてはいけないのですが、行きたくないのです」

と私が言うと、先生は、

「行きたくないところには、行かなくてもいいですよ」

と言ってくださいました。

それからというもの、私は先生のおっしゃったこと、書かれていることを胸に刻みながら、少しずつ自分の生活を、心のあり方を切り換えていきました。

それから二カ月後の十二月に、再び治療に行ったのですが、不思議なことに、その時はあれほど痛かった治療が、痛くなくなっていたのです。

「先生、今日はどうしてそんなに力を入れないで治療されているんですか」

と訊ねますと、先生は、

「えっ？　前の時と変わりませんよ。まったく同じように治療していますよ」

とおっしゃるので、

「でも、前の時とぜんぜん違うように感じますけど」

と言いましたら、

「それは、あなたの心が変わられたからですよ」

と、ニコニコしておられます。そうして、

「高石さん、実家に帰ってきたような気持ちでしょう」

とおっしゃったのです。

その言葉を聞いたとたん、涙があふれて止まりませんでした。生まれてはじめて、ああ、私は間違っていた、と気づいたのです。先生が「隣の人を許しなさい」とおっしゃっている隣の人が、いったい誰なのかとなど思いもよりませんでした。

しかし、先生から、

「ご主人のことを僕も祈りますから、あなたも一緒に祈りましょう。いっぺんに許せなくてもいいんです。ただ健康と幸福を祈ればいいんですよ」

と言われた瞬間、

「ああ、ほんとうにそうなんだ。許さなければならない隣の人とは、主人だったんだ」

と、心から思いました。

この時をさかいに、痛みはどんどん消えていき、体力もつき、家の中でいろいろ動けるようになり、家事もこなせるようになっていきました。

私がガンであることをうすうす感じていたらしい親戚の人たちからも、

「とてもガン患者には見えない」

と驚かれるまでになりました。

いまになって思うのは、私のようないびつな性格は、ガンにでもならなければ、きっとそうと気づかないまま終わってしまったのだろうということとです。それを教えてくれた野島先生にご縁があった私は、本当に恵まれているると思います。

胃カメラの検査はそれ以来受けていませんので、その後ガンがどうなっているのかはわかりません。無理なく胃カメラを受け入れられるようになったならば、飲むかもしれませんが、無理をしてまで飲むことはやめておこうと思っています。

それに、野島先生は、

「もうガンは治っていますよ」

とおっしゃってくれています。今の私にはそれで十分ではないでしょうか。

もっともっと生きたい。いま私は、心からそう思っています。

ガンが私に、人としての正しい道を教えてくれた

多田良子さん（仮名）　福岡県遠賀郡　五十五歳　胃ガン

1

若い時から胃酸過多といわれ、胃の調子は年中悪く、近所の医者に薬を処方してもらって飲んでいました。でも、症状はそれほど改善せず、むしろ悪くなっていくような気がして、これは薬を飲んでもだめなんだと、半ば諦めていました。

そうしたところ、一九九九年四月に、突然、胃が激しく痛くなり、予定していた花見を中止しました。それ以来、しばしば激痛に襲われ、吐き気を繰り返すようになりました。

この痛みは尋常じゃないと悟った私は、二〇〇一年四月に、近くの病院

の内科で、胃カメラの検査を受けました。その結果、ガンの上に白い卵くらいの潰瘍が大小合わせて三個ほどかぶさっているのがはっきりわかり、腺ガンであると診断されました。

「これは危ない。一刻も早く手術を」

と、医師は大きな病院を紹介してくれたのですが、そのときは、ちょうど台湾に家族旅行をする計画があったため、帰国後すぐに病院に行くからということで医師に納得してもらいました。

帰国後、一週間ほどして紹介してもらった大きな病院に行くと、再び胃カメラを飲まされ、バリウムの検査もしました。すると、不思議なことに、前の検査で発見された潰瘍はすべて消えていて、ガンがはっきり見えていたのです。

そのことを、最初に診てもらった内科の先生に話すと、

「もしかしたら、台湾旅行で食べたものがよかったのかもしれないね」

と言われました。

その言葉を聞いて、それは本当にちがいない、台湾旅行の間に潰瘍は消えたのだと思ったのです。

他方、大きな病院の医師は、

「ガンの姿もはっきり見えているので、すぐに手術をしましょう。転移したら怖いですからね」

と言って、それからもたくさんの検査をしました。


そのようなことで、手術するのは当然だというような流れになったのですが、私はどうしても手術をする気持ちになれませんでした。私は以前から、病気のもとは自分がつくると信じているようなところがありましたので、自分で自分の細胞を変化させたのなら、もとに戻すのも自分の力でできるはずだと思ったのです。

自己治癒力というものに興味があり、本もずいぶん読んでいたので、病気になった胃に対し、こんなに痛めてかわいそうなことをしてごめんねと、むしろ申し訳ない気持ちでいっぱいだったのです。

2

「手術はしません」

きっぱりと内科の先生に言ったところ、

「そんな危ない実験をしなさんな」

と言われました。

それでも、いろいろと理由をつけて、私は決められた手術の日を、二度延期しました。そうして、いよいよ三回目となり、もうこれ以上延ばしてもらうわけにはいかないだろうなと思っていた矢先、友人の知り合いから野島先生のことを聞いたのです。

翌日、さっそく野島先生に電話をしますと、先生は、

「いまからエネルギーを送りますから、胸に手を当ててごらんなさい」

とおっしゃいました。

その通りにすると、胸が熱くなりました。それで、

「熱くなりました」

と言うと、

「すぐに来なさい」

とおっしゃったので、入院の予約をキャンセルして、すぐにのじま医院に行きました。二〇〇一年五月のことです。

そのころ、私は内科の先生から潰瘍の薬を渡され、それを飲んでいたのですが、しだいに体がきつくなり、だるくて仕事もできなくなって、すぐに横にならなければならないほど弱っていました。

そのため、のじま医院に行く時も、一人ではまともに歩けない状態で、

友人に付き添われてやっとの思いでたどり着いたのです。

3

診察室に入るやいなや、野島先生は、

「あなたは心が汚いから、病気になったのですよ」

と言われました。

付き添っていてくれた友人は、

「えっ！」

と絶句し、気分を悪くした様子でした。

というのも、私はこれまで、善人で通っていて、彼女も私をほんとうに「いい人」だと思っていたからです。

しかし、私には、えっ？　と驚きながらも、一方で、やっぱり、という思いがありました。

いきなり心が汚いと言われて、なぜかピンと響くものを感じたのです。たしかに私は、人といさかいを起こさずに、無難に生きてきたほうでした。だから、いい人だというように見られていたのでしょうが、心の裏には、怒りや憎しみや苛立ちが、いっぱい隠されていたのです。私は、自分の気持ちをおさえることで、「いい人」を演じてきたということに、そのとき、ハッ！と気づいたのです。

そんな思いが頭の中を駆けめぐっていると、

「そこに寝なさい」

と先生から声をかけられ、ベッドに横になりました。

と、そのときのことです。なんとしたことでしょう。涙がブアーッと吹き出したのです。次から次へと涙があふれてきて、先生に触っていただきながら、私はどうにもならない感情の渦に飲み込まれてしまいそうになっていました。

先生は、私を見た瞬間に、私という人間を隅から隅までお見通しになられたのだと思います。

いっぽう私は、先生に心のうちをすべて見透かされたと思い、その瞬間に、はじめて汚い心の自分を受け入れることができたのでしょう。本当は、もっと早くに、誰かにこんな自分を見透かしてほしかったのです。

ああ、これで私は自由になれる。

そのように思えて、心からホッとしました。

4

こうして、のじま医院に通うことになり、最初の一年間に、一週間から十日ほど、五、六回入院しました。その頃はまだ予約も取りやすかったのです。最近では、二〇〇三年の六月と二〇〇四年の一月に入院しました。

「心が汚いから、病気になった」ということに関しては、すぐに受け入れることができたのですが、「まわりの人を許しなさい」ということについては、なかなか受け入れることができませんでした。先生に最初にそのことを言われたときには、それだけはできないと思いました。許すことなどありえないと思ったのです。

それどころか、許さないという強い思いがあるからこそ、私はそれを支えにこれまで仮面をかぶって生きてこれたのだと思っていたのです。許すなど、自分にはありえないことだと思っていました。ですから、どうしてもその部分だけは違和感があり、ずいぶん悩みました。

野島先生は、許さないかぎり病気は治らないとおっしゃるっているが、そんなことなど到底できない。となると、私は自分で病気を治せないことになる。もしそうなら、それはそれでしかたがないではないか。それで死ぬというのなら、もはや諦めるしかない、とさえ思ったのです。

そうしたなかで、友人のご主人にガンの研究をしている大学病院の先生

がいることを思い出し、思い切って訪ねてみることにしました。久しぶりに胃カメラを飲むと、その先生も、

「これは、あまり質《タチ》がよくないね」

とおっしゃいました。

そのとき、なぜか突然、私は野島先生のおっしゃることをすべて受け入れる気持ちになったのです。「許し」については、ずうっとこだわっていたのですが、「もうこだわるのはよそう。これからは、前だけを向いて生きていこう」という気持ちになりました。

そこで、その大学病院の先生に、野島先生のことをお話しし、手術をしないで治したいと言いました。すると先生は、

「いいですね。それなら、そうしましょう。でも検査だけは続けましょうね」

とおっしゃってくださいました。

その後も、その先生のところで腫瘍マーカーを調べてもらっていますが、数値的には正常で、とくに変化はありません。

今は体調もよく、以前より太って健康になり、仕事も続けていますし、横になりたいともほとんど思わなくなりました。たまに胃が痛むことはありますが、家族はそんな私を、

「そんなに暴飲暴食をして、胃が痛くならないわけがないよ」

と、笑って励ましてくれます。

たしかに、今の私はよく食べ、よく飲みます。一時の私には考えられないことです。

これまでの私は、本当に時間を無駄にしてきたと思います。それを気づかせてくれたのがガンであったというのは、なんとも残念なことだといえるかもしれません。でも私は、ガンが私に人としての正しい道を教えてくれたのだと、前向きにとらえるようにしています。ガンにならなかったら、

私はおそらく一生「許せない人」で終わっていたでしょうから。

初めての診察のときに、すでに治っていたらしい

中村英子さん（仮名）　札幌市　六十六歳　胃ガン

1

二〇〇二年三月、町内婦人部会の集団検診で、胃にポリープが発見されましたが、悪性ではないので一年後に再検査しましょうと言われました。それまで自覚症状はいっさいありませんでしたし、その後もとくに問題はありませんでした。

一年後の二〇〇三年三月、再びガン検診センターに検査を受けに行ったところ、胃カメラやバリウムなど、合計三回も検査されました。

そのあげくに、検査結果を見た医師から、

「悪性らしきものが見つかったので、できれば胃を三分の二切除することを勧めたい」

と言われました。

その言葉に、私はただ驚くばかりで、検査に付き添って来てくれた息子も、にわかには信じられないといった様子で、その医師に、

「できればセカンドオピニオンを求めたい」

と申し入れてくれました。

家に帰るやいなや顔見知りの近所の内科医に相談しました。その内科医も、胃ガンは手術して切除するのがいいがと言いながらも、※PET（ペッ

※PETとは、ポジトロンCT（positron emission computerized tomography）のこと。これまでガンの診断は、画像によって「腫瘍のかたちを見る」という方法がとられていたが、ポジトロンCTは、ポジトロン（陽電子）を放出するアイソトープで標識された薬剤を注射し、その体内分布を特殊なカメラで映像化することにより、「腫瘍の機能をみる」というもの。これにより、早期発見が可能になったとされる。

ト）といって、一ミリのガンでも見つけられる最先端技術による検査を導入している病院があるので、そこで一度調べてもらってはどうかと勧められました。

それで、すぐにＰＥＴで検査をしてみたのですが、ガンはどこにも見当たりませんでした。

それでも、ガン検診センターではたしかに疑わしいものが見つかったわけですから、念のために胃カメラでも検査してほしいと頼みました。

そうして、その病院で胃カメラ検査をした結果、ポリープが四個見つかったので、検査の段階でとってもらいました。

そのうえで、カテーテルを使った内視鏡手術によって、怪しいと指摘を受けた部位の組織をとって、細胞診をしてもらうことになりました。

細胞診の結果は、二十日後に出たのですが、それは私たちの期待を裏切るものでした。

なんと、ほんとうにガンが見つかったのです。それも非常に深いところにできた未分化型（散らばっていく性質のある）のガンで、リンパ節にまで入りこんでいる可能性も高いものでした。

この検査結果を見た医師は、私に、

「これがスキルス性に変化すると、あっという間に全身に転移してしまうので、手遅れにならないうちに胃を全部切り取りましょう」

と言いました。

2

この医師の言葉に、私も息子も愕然として、手術だけはなんとしても避けたいと思いました。胃をすべて切り取ってしまうなど、考えられなかったのです。

なんとか手術以外の方法で治すことはできないか。それをこれから探そ

う と決意した私たちは、担当の医師に、どうしても胃を切る決心がつかないので、自分で治す道を選びたいと申し上げました。

とはいうものの、内心では焦りまくっていました。これからどうすればよいのだろうと、考えるのはそのことばかりでした。

そうしたなかで、息子は、これはと思うような本を片っ端から買いあさり、部屋はそれらの本でたちまちに埋めつくされていきました。その山のような本のなかに、野島先生の本もあったのですが、そのときは特に手に取ることもせず、ただ部屋のなかに積み重ねられたままになっていました。

そんなあるとき、息子はふとＣＤのようなものを流しっぱなしにして、それを聴くだけで病気が治るようなものはないのだろうかと思いついたようです。そして、そういうものを探して、再び本屋さんやＣＤショップを歩き回り、ついに見つけたのが野島先生のＣＤ付きの本だったのです。

こうして私は、息子を通じて偶然にも野島先生の二冊の本と巡り合いました。いまにして思うと、もしかしたら先生のほうに向かわせる何かが私たちに働いたのかもしれません。ご縁とは、きっとそうしたものなのでしょう。

それからというもの、私たちは野島先生のＣＤを、それこそ四六時中流し続けました。野島先生の声を聞いているだけで、不思議と心が落ち着き、安心感に包まれるのです。ついに息子は、自分用にもと同じ本を買ってきて、寝るときも流し続けていました。

本もくまなく読みました。そうして、日常のすべてを本に書かれてある通りに実践していったのです。添付されていた先生のサインを拡大コピーして布団の下に敷き、冷蔵庫にも敷きつめ、飲み水も水道水をいったんポリタンクに移して、そこに先生のサインのコピーを貼り付けました。

飲み物も食べ物も、すべて野島先生のフィルターを通すことで、なんとか先生のエネルギーを吸収したいと思ったのです。

そんな日常が、いつのまにか心の拠《よ》り所となり、ようやく安心感に包まれはじめた頃、息子が思いがけないことを提案してきました。

3

のじま医院のホームページにアクセスし、十二月に診察の予約を取ることができたが、その一カ月前の十一月に、のじま医院でイタリア旅行を計画しているから、それに一緒に行かないかと言うのです。

私は、イタリアへは一度行ったことがあって、印象もたいへんよかったので、またいつか行きたいと思っていました。それが、まさかこんな体になってから行くなどとは、思いもよらないことでした。それでも、息子が強く勧めるので、思い切って申し込むことにしたのです。

こうして、息子とともに、はるばるローマまでやって来た私たちの向こうで、野島先生はじつににこやかに、患者さんたちと話をされていました。

それを見て、

「ああ、私はかつてこんなに穏やかな人に出会ったことがあっただろうか」

と、不思議な感情がこみあげてきたのです。しばらくすると、先生が私のほうに来られ、握手をしてくれました。

その瞬間、涙がこみあげてきたのです。

その後、カプリ島の観光で、先生の写真を撮ろうとしていた息子に、先生は、

「お母さんを呼んでおいで」

と言われたようです。

息子に呼ばれて、すぐに先生のそばに行くと、先生は私の胃のあたりを触られましたが、その時は何もおっしゃいませんでした。でも、あとで、いろいろな人から、

「中村さんは、もう治っている」

と先生がおっしゃっていたということを、耳にすることになりました。

また、ある時、バスで偶然、先生ご夫妻の前の座席に座ったのですが、その時、体中がビリビリと熱くなるのを感じました。こんなことは生まれてはじめてでした。

ローマからパリに向かう時、先生にこう言われました。

「中村さん、この方とこの方は、もっと大変な思いをされておられるから、一緒に食事をして、話をさせてもらったらいいですよ」

そこで、その方たちと食事をご一緒させていただくと、林さんとおっしゃる方が、

「先生は、『中村さんはもう治っていますよ』とおっしゃっていましたよ」

と教えてくれました。

「私は、そのようなことは直接聞いていないのですが」

と言うと、林さんは、

「きっとそれは、私の口を通して、中村さんに教えてあげなさいと、先生が導かれたのでしょう」

とおっしゃっていました。

4

イタリア旅行も無事に終わり、十二月になって、初めてのじま医院を訪ねました。

すると、先生は私を見るなり、

「中村さん、もう治ってますよ」

と言ってくださったのです。

いまから思えば、相談したすべての医師たちから手術を勧められながらも、別の道を選ぶ決意をしたのは、野島先生のお導きであったように思います。

一年前、ガンになったことを弟に告げたとき、

「姉さんは、頑固だからガンになったんだよ」

と言われ、そうとう落ち込んだものです。自分ではそれほどとは思わなかったのですが、先生の本を読み、ＣＤを聞き、直接お会いするなかで、まるで憑《つ》き物が落ちたかのように、

「ああ、私は本当に頑固であったからガンになったにちがいない」

と、自然に受け入れられるようになっていったのです。

現在、私はとても元気で充実しています。スポーツジムではエアロバイクを漕ぎ、ウエートトレーニングもしています。

今はただ、野島先生に出会えたことを素直に喜びたいと思います。病気のことはもう悩むまい、病気になったのは誰のせいとも思うまい、そう思っています。

息子には、心から感謝しています。息子がいなかったら、私はここまで頑張ってこれなかったでしょう。そして、何より野島先生に巡り合うこともなかったでしょう。

※その後、中村さんは病院の検査を受けられ、ガンが消えていることを医師から告げられました。そのときの経緯について、息子さんの和夫さん（仮名）からのじま医院あてにお手紙をいただきましたので、ご本人の許可を得たうえでここにご紹介します（取材班）。

☆中村和夫さん（仮名）からのお手紙

野島先生、こんにちは。

いつもいつもすばらしいことを、いっぱいいっぱいありがとうございます。

本日は、その後のご報告をいたしたく筆をとりました。

イタリア旅行以来、私と母にはひとつの問題がありました。それは、ガンを告知し、胃の切除を勧めた医師たちの再検査を受けるべきかどうかということでした。

発端は、イタリア旅行中に、私がAさんとBさんから全く別々に「帰ったら医者に診てもらうといいでしょう！」と言われたことでした。そのことを母に告げたとき、母は、

「そんなことをしたら、野島先生を信じていないことになるし、野島先生を試すようで、再検査は受けたくない」

と申しました。

Aさんや Bさんがそのようなお気持ちで勧めてくださったわけではないことは母もわかっていたと思いますが、いちばん大切なことは、そのときの母の気持ちだと思い、そのまま母の希望通りにしてまいりました。

ところが、年が明けて、取材依頼をいただきましたあと、急に母の中で何かが変わったようで、

「自分の体験が本に載るのならば、これは再検査を受けて、医学的にも治っていることを証明しないと、野島先生にも本を読まれる方々にも申しわけが立たない！」

と言って、急に再検査すると言い出したのです。

そんな矢先、担当医から様子を心配する電話が母に入りました。病院の経営者が代わったため、内装工事などで再検査は3月後半でないとできないと言われたとのことで、再検査はそのころにということになりました。

ただ、その電話で、医師が言った言葉が興味深かったと母が言っていました。

「なにか自覚症状はでていませんか!?」と、医師。

「はぁ、まったくありません…」と、母。

すぐにスキルスに発展する可能性があり、日を追うごとに死への可能性が高まると言っていた医師は、どうしても信じられないという様子で、こう言ったそうです。

「もう、ガン、なくなっちゃってるんでしょうかねぇ？」

先日、やっと再検査ということになり、母ともども一年ぶりに病院に行ってまいりました。

は・た・し・て…ガンは、消えていました！

行なった検査は、腫瘍マーカーのための血液検査、ＣＴスキャン、内視鏡検査、及び患部の細胞検査でした。

胃はまったく健康そのもの。ＣＴで診ても、胃をとりまくリンパすべてが正常。肝臓などへの転移は一切認められない。細胞はもちろん、血液も正常でした。

担当医は、両手でそれぞれＯＫマークをつくって何度も母の前で小さくガッツポーズをしたあと、こう言いました。

「まだ気を抜くことはできませんが、これは新しい症例になるかもしれません！」

気を抜くことなど、あるはずがありません。病気をつくっているのは、私たち自身なのですから。目に見えないものと内面の大切さを、これからも見つめていきたいと心から思っています。

人はいつか死ぬでしょう。でも、そのときまで、あたらしい旅立ちの日まで意識を高めて、健康な意識で旅立てるよう、母ともども努めたいと思います。

ガンが消えている結果が出た日、私は母におもわず言っていました。

「今日を、特別な日にしたくないと思う。本当は、これまでもそうだったんだけど、よりいっそう、これからの毎日毎日すべてが特別な日になるんだ」

もちろん、母は深くうなずいてくれました。

これまでに、野島先生が私たちにしてくださったことには感謝の言葉も見つかりません。宇宙の果ての果てまで届くような、無限大の「ありがとう」を申し上げたい気持ちです。

本当にありがとうございました。

末期ガンだったが、手術はしなかった

佐田由紀子さん（仮名）　山形県米沢市　胃ガン

1

二〇〇三年の九月のはじめ頃、食事をとったあとなんとなく胃の調子が悪いので、単なる消化不良だろうと、近くの薬局で消化薬を買い、それをしばらく飲み続けていました。

ところがあまりよくならず、物を食べても、ゲップが出なくて、つかえているような状態になるのです。胃の下の方からは上に押され、上からは空気で押さえつけられているような感じで、食べ物が胃の途中で上下から挟まれて、ギューッと締めつけられるような感覚に襲われました。

そのため、食事をするたびに、手が震えるほど痛むようになり、食べたものを吐くまでになってしまったのです。

そんな私を心配した一人娘（宮城県在住）に、医者に行くように勧められ、しぶしぶ病院に行きますと、まずは検査をしましょうと言われました。

検査の結果、

「初期ではあるが、進行の早いスキルス性のガンですね」

と診断されました。

ガンという言葉を聞いて、相当驚きましたが、初期ならまだ時間的に余裕があるので、どうするかよく考えようと思っていましたら、主人には、

「奥さんは、末期のガンだから手術を急がなければ危ないでしょう。場合によっては、胃を全摘（全部摘出してしまう）することになるかもしれません」

と、まったく違うことを告げられていたのです。

それで、あらためて医師に確認したところ、今度は、はっきりと、

「末期のガンです」

と告知されました。

それを聞いて、私はショックのあまり目の前が真っ暗になりました。最初は初期のガンだと言って安心させておきながら、その実主人には末期のガンだと言い、確かめると結局私にも事実を話す医師とは、いったいなんなんだろう。そんな人に安心して体を任せられるわけがない。だったら最初から私だけに本当のことを教えてくれたらよかったのに、と、医者に対して不信感でいっぱいになったのです。

2

いっぽう、主人から事実を知らされた娘は、慌てて本屋に駆け込み、ガンに関する本を手当たり次第に、三十冊以上も買い集めました。このとき娘は、どういうわけか一番最初に野島先生の『意識を変えたらガンが消えた』という本が目に入ったそうです。

娘は、そのほかの本にもざっと目を通し、

「野島先生の本を読んだときには、涙が止まらなかった」

と言って、すべての本を段ボール箱に詰めて送ってくれました。

娘から話を聞いていたので、私も一番先に野島先生の本を読んで、娘と同じように感動しました。

そうしたところ、

「お母さんは、とにかくすぐに鹿児島に行かなければだめよ」

と娘が強く言ってきて、予約も取ってくれたのです。予約は、すぐには取れなかったようですが、何度か熱心にお電話をして、事情を話したりしていたところ、たまたまキャンセルがあり、そこに特別に入れてくださったようです。

同じように、娘から説得された主人も、

「何をもたもたしてるんだ。早く航空券を買って三人で行こう」

と言い出し、私たち親子三人は、その日のうちに鹿児島ののじま医院に向かったのです。それは、二〇〇三年の九月も半ば過ぎのことでした。

3

のじま医院に着いて、さっそく診察してもらうと、先生は、

「どうもガンではないようですね。もう一度違う病院で診てもらってきてください」

と言われました。

それを聞いて私たちは、本当はガンじゃないかもしれない、あれは誤診だったのかもしれないといって、手を取り合って喜んで帰宅したものです。

しかし、その後、あらためて仙台のガンセンターで検査をしたところ、

「これは、スキルス性のガンです」

と言われ、すぐに有名な病院を紹介されました。

振り出しに戻った格好になった私たちは、そこでいろいろと話し合ったのですが、私の気持ちは、そのときすでに野島先生の治療一本でいきたいというように固まっていて、娘も主人も賛成してくれました。

そこで、それなら長期戦を覚悟で臨もうと、再び先生に電話をし、事情を話して予約を取り、しばらくの間生活できる程度の荷物をまとめ、今度は車で鹿児島に向かいました。

すでに十一月になっていましたが、のじま医院に入院し、退院したあと

も、のじま医院の前のコンテナ・ハウスに泊めていただいたり近くのホテルに泊まったりして、通院しました。

その後に、それならばと、のじま医院の近くにアパートを借り、いまもそのアパートから通院しています。

その間、もちろん娘は宮城に戻りましたし、主人も山形に戻りました。ところが、今度は主人が、私の病気のショックから、胃に潰瘍ができてしまったのです。それも、外側にプワーッと膨らむのが肉眼で見えるほどの状態になっているとのことでした。

4

びっくりした私は、「仕事も何も放り出して、とにかくすぐにこっちへ来てほしい」と、むりやり主人を鹿児島に呼び寄せました。

そして、主人も野島先生の治療を受けることになり、その後に出水市《いずみ》の病院であらためて胃の検査をすると、潰瘍性のガンだというのです。

それを聞いて、私は口惜しくて仕方ありませんでした。それまでいっさい何もなかった主人までもが、私の病気を心配のあまり、体にガンの病巣をつくってしまったのです。

主人は切って治るならと、一時は手術を決心したようですが、私は内臓を切るなどよいことではないと、強く反対しました。

主人の潰瘍は、いまも外からはっきりわかるほどの大きさですが、野島先生は、「私の力で治りますよ」とおっしゃってくださっています。

この野島先生の言葉を信じて頑張ってほしいと、今度は私が主人を励まし、私たちはいま一緒に治療を続けています。

5

私は二〇〇三年九月に、はじめて診ていただいたときから、野島先生を信じきっておりましたので、なんの不安も恐れもありませんでした。自分が選んだ道を信じ、その後も普通に生活し、ガンとも付き合ってきました。けれども、胃の不快感はとれず、ゲップが出なくて、いつも押さえつけられているようで、食事も進まず苦しみ続けました。

それがあるとき、ふとビールを口にしたところ、ゲップが出て楽になったのです。そこで、看護師さんを通じて、先生に、

「ビールを飲んでもよいですか」

と訊ねたところ、

「いいですよ。大丈夫ですよ」

とのお答えでした。

それからは毎日、三五〇ミリリットルのビールを一罐飲みながら食事をとるのが楽しみとなりました。そうしたところ、知らず知らずのうちに胃の調子が楽になり、食事も普通にとれるようになっていったのです。

いまでは、便秘が多少気になるくらいで、ほかはどこもなんともありません。一時は胃を全部取ってしまわなければならないのかと、ずいぶん落胆したのですが、野島先生のおかげでここまで回復し、感謝の言葉もありません。

そんな私を見て、主人は、

「なんだ、お前、もう治っているんじゃないか」

などと言うのですが、自分のことになるとやっぱり不安があるようで、野島先生の治療方法を疑うようなことも口にしたりすることもあります。

そのときには、即座に、

「私が何よりの証拠じゃない」

と言うことにしています。そうすると、主人も黙ってうなずくのです。

最近は、のじま医院で会うほかの患者さんからも、

「ずいぶん顔色がよくなったね」

と言われます。

あとは便秘さえよくなればと思うのですが、どうもガンには便秘がついてまわるらしく、みなさん便秘には悩まれているようです。もっとも、私は子どものころから便秘気味で、極端な冷え性でした。

病気になる前も、お風呂に入って何気なく見た自分の足の裏に、ずいぶん驚いたことがあります。足が冷えきっていて、黒に近い紫色になっていたからです。血管が細く、血の巡りも極端に悪いのではないでしょうか。自分の手が温かいと感じたことがないのは、そのせいだと思います。

そんな私が、これほどまでに体の調子がよくなってきたのですから、十月以来検査は受けていませんが、病気はよくなっていると信じています。とにかくいっさいを先生に委ねるというか、お任せしているので、これからは病気のことは何も考えずに、普通に生活をしていきたいと考えています。

卵巣・子宮ガンからの生還

1　「人の悪口を言いなさんな」と言われて…

小林雅子さん（仮名）　熊本市　四十二歳　卵巣ガン

二年前から体の不調を感じ、近くの個人病院の医師が処方した薬を飲み続けていましたが、症状は悪化するいっぽうでした。病気のことを図書館などでいろいろ調べているうちに、もしかしたら卵巣ガンによるものではないだろうかと疑うようになり、意を決して卵巣ガンの検査をしてほしいと病院を訪ねました。

病院での血液検査の結果、腫瘍マーカーの値が高いことがわかり、すぐに大学病院を紹介されました。

大学病院で検査を受けると、主治医から、

「緊急を要するので、すぐに手術をしなさい。仕事もすべて辞めて身辺をきれいにして、入院してください」

と言われました。腫瘍マーカーの値が驚くほど高く、しかも日に日に上がっているので、進行性のガンに違いないとの診断でした。

それは、ちょうどゴールデンウィークのころで、病院も休診日と重なりましたが、連休明けを待っていては間に合わないと言われ、入院と同時に緊急手術を受けました。二〇〇二年の五月のことです。

手術は、七時間にもおよぶ大手術でした。ガンはやはり進行性のもので、ステージも末期とのことで、通常なら手術後一カ月くらいして、体力の回復を待ってからはじめる抗ガン剤治療を、なんと手術後一週間という早さで受けたのです。この時の抗ガン剤治療は、1クール三回でした。

その後、八月に二回目の手術をしました。進行性の卵巣ガンの場合、たいてい二回の手術が必要なのだそうです。私の場合は、ガンはすでにあちこちに散らばっており、とくに肝臓にはブロッコリー状に広がっていると言われ、たとえ表面上でも取れるところだけは取りましょうとのことでした。

でも、手術することで臓器を傷つけるリスクの方が大きかったようで、実際は後ろ側のリンパ節に転移していたガンを取り除くことしかできませんでした。そうして、再度抗ガン剤治療を1クール行ないました。

2

「肝臓への転移ガンが、抗ガン剤治療によってどう変化しているか（小さくなっているかどうか）、確かめたいので、三度目の手術をしましょう」

そう言われたのは、三カ月後の十一月のことです。

このときは、さんざん悩みました。ガンの知識も何もないまま病院に缶詰め状態にされ、ただただ医師の指示にしたがって手術や治療を受けてきたことが、はたしてよかったのだろうかと考えはじめたからです。

なんといっても自分の体のことです。本来なら自分なりに病気についてもっと詳細に調べ、治療法も自分で納得のいくものを選択しなければならなかったのではないかと考えるようになったのです。

しかも、二回目の抗ガン剤治療の後は、リウマチを併発し、歩くことさえ困難な状態になっていました。これ以上手術し、抗ガン剤治療を続ければ、私はきっと動けなくなってしまうにちがいないと、危機感を抱いたのです。

そこで、病院には自分の考えを説明して手術を断り、十一月にようやく退院しました。

ところが、今度は母が入院し、看病などでいろいろ忙しくしていると、腫瘍マーカーが上がる一方になったのです。このままだと春先には再発するかもしれない、そうぼんやり予想していたところ、案の定、二〇〇三年四月の検査で再発していることがわかりました。ガンはほとんど全身に散らばっており、こうなると抗ガン剤による全身治療しかないと言われました。

でも、私はもう二度と入院しようとは思いませんでした。そこで、入院はしませんときっぱり断ったのです。

3

話はさかのぼりますが、一回目の手術が終わって抗ガン剤治療をしている時、見舞ってくれた友人が、「こんな本があるよ」と、野島先生の本を持ってきてくれました。ただ、その時は抗ガン剤の副作用で、相当に参っていたので、とても本など読む気になれませんでした。

それでも、なんの気なしにパラパラとめくったことがあり、その時、「あなたの思いが悪いから病気になった」との一文が目に飛び込んできて、私は瞬間的に本を閉じました。あなたの思いが悪いから病気になった…それは、副作用に苦しむ私を、とことん叩きのめしたのです。

ああ、もうこれ以上私を責めないでください。そんなこと、ちゃんとわかっているんです。だから、もういいでしょう。許してください。

そのような気持ちが、渦になって巻き続けていました。それからは、これを書いた野島先生のことを、心のどこかに封印したのです。

それでも、奥深くではけっして忘れてはいなかったのでしょう。再発を告知された瞬間、本のことを思い出し、涙があふれてきました。

そこで、病院を出ると、まっすぐに本屋さんのガンコーナーに向かいました。そうして本を探していると、「再発のガンに抗ガン剤は気休めにしかすぎない」との一文が、ポンと目に飛び込んできたのです。

ああ、これはきっと天が私に教えてくれたのだと思い、急いで帰宅した私は、野島先生のホームページを開きました。

見ると、予約まで三カ月かかると書かれてあります。でも、いまの私はそんなに待ってはいられない。たまたま高校時代の知り合いに、のじま医院で膀胱ガンを治した人がいるという話を聞いていたので、すぐに連絡をとると、その人が野島先生に電話をしてくれました。

うれしいことに、先生は「明日来なさい」とおっしゃってくださり、さっそく翌日、電車に飛び乗ってのじま医院に向かいました。二〇〇三年の五月のことです。

4

野島先生とは初対面であったにもかかわらず、どこかでお目にかかったような懐かしさを覚えました。私を診た先生は、

「あなたは、ご主人に憎しみがありますね。ご主人の幸せを僕と一緒に祈りましょう」

とおっしゃったのです。

ああ、やっぱりそうだった。まるでその言葉を予想していたかのように、先生の言葉は、そのまま私のなかに、ストンと落ちました。

主人とは、とにかく仲が悪く、いさかいはしょっちゅうで、離婚すら考えていました。ですから、主人に対する感情は、まさに憎悪そのもので、

「病気になったのは主人のせいだ。こんな悪い状況が続いたからいけなかっ

たんだ。私をこんな目に合わせた主人を許せない」と思っていたのです。

診察を終えて帰り際に、野島先生に、

「日常生活で、何か気をつけることはないでしょうか」

と聞いたところ、

「人の悪口を言いなさんな」

とおっしゃいました。そのとたん、ああ、私はこの先生が大好きだと思えたのです。この時、私の本当の意味での治療は始まったといえます。

当初は、劇的に変われない自分自身に悶々とする日々が続きました。それでも、少しずつ過去を振り返り、さまざまなできごとや出会った人たちの記憶をたどりながら、自分のなかでくすぶり続けていた一つひとつの思いになんらかのけりをつけていこうと考えたのです。

それからは、あの時はごめんね、許してねと、心の中で謝り続ける自分がいました。ようやく私は、いろいろな人たちを傷つけてきたばかりでなく、自分自身をも大切にしてこなかったことに気づいたのです。野島先生は、私に内なる神の存在を教えてくださったのでした。

5

六月、都城病院でＰＥＴ検査（四十一頁参照）をすると、肝臓、脾臓、臍《へそ》の部分など数カ所にガン細胞が見つかり、他にも多数点在していることがわかりました。数値も検査のたびに上がり、医師たちに取り囲まれて、入院を勧められました。

七月になって、幸運にものじま医院に一週間近く入院することができました。入院中は、とにかくああでもない、こうでもないと考え続けていました。そういうなかで、他の患者さんもまた隣の人との関係に悩んでいることを知り、ああ、私だけじゃないんだとほっとしながらも、やはり夫婦関係が悪いと病気になるのだということを、あらためて実感しました。

そのようなことで、しばらくは落ち着いた日々が続いたのですが、八月末に野島先生のことが『命の田圃《たんぼ》』に載っていたことを知り、どうしても読みたくなって、年間購読の冊子を取り寄せました。

そこには、ガンが治った人たちの声がいろいろ載っていましたが、みんないろいろ厳しい努力をして治していたことを知り、何もしないでいる私はやっぱりだめなんだと、妙に落ち込んでしまったのです。その瞬間に、痛みが襲いました。

すぐに先生に電話をして、やっとの思いでのじま医院にたどり着いた私に、先生は、

「何か、思い当たることは？」

と聞かれました。かくかくしかじかだと説明しますと、先生はいかにも悲しそうなお顔で、

「あなたは、堕天使になられていますよ」

とおっしゃったのです。

大学病院から山のように渡されていた薬は、野島先生に「もう飲まなくてもいいよ」と言われてからは止めていましたが、私はまだどこかで大学病院を捨てきれずにいたのです。野島先生を信じながらも、本当にこれでいいのかと、どこかで迷っていたのです。

意識が低い状態で別のものに出合うと、その一瞬のスキをついて不安や恐怖がなだれ込んできます。ああ、と絶望の淵に立ちながら、私は、これからは動揺するような本はいっさい読むまい、動揺を誘うような物はいっさい目にすまいと決心したのです。

6

そのように決心したにもかかわらず、九月にはずいぶん迷いながらも、予約していたＣＴ検査をまた受けてしまいました。その結果、腫瘍が再び

大きくなっていたことがわかったのですが、それでも入院を断ったので、医師はとんでもないといった様子で、

「このままだと、お臍からガンが飛び出してきますよ。あなたの場合は、末期の末期なんだから。それでも自宅にいたいというのなら、そういう状況になったときに、すぐに来なさい」

　と言われました。

「そうはいっても、十一月には、のじま医院のイタリア旅行に行くことになっていますから」

　と言うと、医師は呆れ返って、

「何を言ってるの。君はもう月単位なんだよ。二カ月先なんてぜったい無理だよ。君は自分の状況を本当にわかっているの？」

　とまで言われてしまったのです。

　それでまた動揺したせいでしょう。痛みが襲ってきたのです。ところが、

いざパスポートを申請するとき、私はなぜか「十年用（一番有効期間が長いもの）にしてください」と言っていたのです。

そのとたん、スーッと痛みが引いていったではありませんか。すべては自分の気持ちに連動するのだと、あらためて気づいた私は、それ以来大学病院に行くのを止めました。

十一月にのじま医院に二週間くらい入院したあと、二十五日からイタリアに行きました。のじま医院のイタリア旅行に参加し、無事に帰って来れたのです。

十二月には、のじま医院でのとても楽しい忘年会に参加することができ、その感動をなんとか言葉にして先生に伝えたくて、メールを送りました。そうしたところ、年が明けてから、返信をいただきました。

「病気は、完全によくなっています」

と書かれてあり、

「周りの人に幸せをあげてください」

と結んでありました。

私は、四十歳でガンになり、野島先生と出会い、今日こうして生かされていることに感謝の気持ちでいっぱいです。もし、私がガンにならずに元気で生きていたならば、いまのように幸せを感じることがあったでしょうか。私の人生は、ただただ苦しいだけで終わったのではないでしょうか。

そう考えると、私はむしろガンになったことに感謝すらしているのです。私にそれを気づかせてくれた先生に、こんなに早くお会いできた私は、本当に幸せものだと心から思っています。

先生はよく、

「いまの自分が幸せだと思えれば、それでいいのですよ」

とおっしゃいますが、私はこれからこの言葉をいつもかみしめながら、一歩一歩歩いて行きたいと思っています。

7

話は戻りますが、実ははじめてガンだと診断された時には、不思議と涙は出ませんでした。それまでつらい思いというものがたくさんあったので、こんなにも重いものをたくさん抱えて生きてきたのだから、病気になっても不思議はないという気持ちがあったからです。ああ、やっぱり、ついに来たかくらいに思ったのです。

それに、私の母方は、ほぼ全員がガンで亡くなっています。ですから、知らず知らずのうちに、世間一般で言われているガンの家系的な遺伝などについて、自分のなかに情報としてインプットしてきたのでしょう。結局、自分で勝手にいらぬ心配をして生きていたのです。

また、若い頃、何気なく立ち寄った占いで、

「あなたは、婦人科系の病気で命取りになります」

と言われ、それ以来その言葉を自分のなかでずっと引きずっているようなところがありました。

それに、叔母が卵巣ガンになったときには、従兄弟たちに代わって私がずっと世話をしてきたため、一部始終を見てきたことも何かしら影響をもたらしたのではないかと思っています。なぜなら、二十代後半の頃から、私はずっと卵巣ガンへの恐怖を抱えていましたから。

そうしたことが積み重なって、自分もまた卵巣ガンにかかったのだと思います。

また、ちょうどその頃、精神的にものすごくショックを受けるような恋愛をしたため、私のなかで、もうたくさんだ、こんな思いは二度としたくない、結婚もいやだとの気持ちが相当強くのしかかり、友人に、

「四十歳になったら出家したい」

とまでもらしていたのです。それが、まったく同じような状況になるな

んて、まさに言霊としか考えられません。

野島先生は、「みなさんはエネルギーをマイナスに使いすぎます」とよくおっしゃいますが、私はその一番よい例だったのではないでしょうか。

今にして思えば、潜在意識のなかにインプットされたものが根底にあり、日々の暮らしのなかで、自分が蒔いたさまざまな悪い思いが、しだいに積み重なって強いストレスとなり、それが引き金となって、一番自分が恐れていたものを呼び起こしてしまったのではないか、そんな気がしてなりません。

光につらぬかれ、ガンが消えた

北川有子（仮名）　熊本県宇土郡　四十七歳　子宮ガン

1

一九九四年、娘が中学生の時に離婚しました。親権は父方がとり、娘も一時は父親と暮らしていましたが、やっぱり私と一緒がいいと戻ってきました。でも、その後も父親との関係は良好で、行き来はずっと続けてきました。

その娘もやがて結婚し、初孫が誕生した二〇〇二年八月、出産のために入院している娘を見舞いに行くと、突然、腰に痛みを覚え、出血していることに気がつきました。そろそろ更年期なのかなあとも思いましたが、

「ちょうどいいから、お母さんも下の外来で診てもらったら」

と勧められ、受診すると、

「すぐに紹介状を書きますから、市民病院に行ってください」

と言われてしまったのです。

土日をはさみ、九月に入ってすぐに市民病院に行くと、子宮ガンだと言われ、その場で、手術日は十月三十日だと決められてしまいました。

ガンは、子宮と卵巣と肛門の間のちょうど三角になった複雑な部分にできており、開けてみないとわからないが、子宮と卵巣は全部取りますとのことでした。

手術に要した時間はけっこう長く、病院で待っていた父などは、大変な手術だと思ったようです。結局、三角の部分にできたガンについては、出血もひどく切除しきれませんでした。医師からは、

「うちの病院では、ここまでで限界です。これ以上の手術を望まれるのなら、久留米大学病院を紹介します」

と言われましたが、私は、手術は二度とごめんだと思ったのです。

ちょうどその頃、たまたまですが、のじま医院に通院されている方がいるのを知りました。偶然にも、その方が野島先生の本も持っていて、貸してくれたのです。二冊目の本も借りて読みました。

最初は、なにかの宗教かなあと思いましたが、私自身、ガンを宣告されたとき、神社などにもずいぶんお参りしていて、なにかにすがりたいという気持ちが強くありましたので、行くだけは行ってみようと思いました。

そうして、二〇〇三年五月、はじめてのじま医院を訪ねたのです。

「大丈夫ですよ。治るから心配ないですよ」

と野島先生におっしゃっていただいたものの、もらった薬は消化剤だけですし、治ると言われても、いったいどんなふうに治るんだろうと、半信半疑でした。でも、本だけはもっと読んでみようと何冊か買って帰りました。

家に帰って本を読んだのですが、内容はほとんど理解できませんでした。隣の人を許しなさい、ご主人を許しなさいと言われても、離婚した主人には憎しみしかありませんでしたから、なんであの人を許さなければならないの、そんなことできるわけがないと、反発すらしていたのです。

2

最初のころは、二週間に一度のペースでのじま医院に行っていましたが、回を重ねるごとに、なにか不思議な感覚にとらわれるようになり、そのたびに汗がだらだらと流れ落ちました。とにかく暑いのです。

また、肩こりがひどく、年中凝り固まっている状態だったのが、のじま医院のソファに座っているだけで、スーッとほぐれていくのです。治療していただいた日は、とくに熟睡できるようになりました。

そのような不思議なことが繰り返されるにつれて、やっぱりこれはふつうとは違うのだと思うようになり、少しずつ先生の話に耳を傾けるようになっていきました。そうしますと、いろいろな変化が現れてきたのです。

二〇〇三年十二月、なにかの拍子に、オレンジ色の光線が、まるで矢が刺さるように私に突き刺さってきました。帰りの車のなかでも、目を伏せたくなるほどの光線が、私をめがけて飛んで来ます。するとどうでしょう。急に体が楽になるのです。それ以来、毎日毎日どんどん体が楽になってくるのがわかりました。

その頃は、一カ月に一度治療を受けていましたが、先生に触られたとたん、光線は大雨のように、あとからあとから降ってくるようになりました。

「先生、いったいこれはなんなんですか！」

と叫ぶのですが、そのとき私の全身は汗びっしょりでした。

一月の診察のとき、オレンジ色がきれいなグリーンになり、やがて紫色に変わりました。最初は上からふりかかってきていただけでしたが、いまではありとあらゆるところから、自分めがけてやってきます。

そのことに、ただただびっくりしている私に、先生は、

「そういうことはあるのですよ。自然な形で受けとめなさいね」

とおっしゃいました。

八月頃だったと思います。治療も六回目くらいになっていたでしょうか。先生から、

「ガンはもう治ってますよ」

と言われた一カ月後のことです。夜一人でテレビを見ていると、下から尿かなにかが漏れてきて、下着がびっしょり濡れました。

慌ててトイレに行くと、なんとレバーのような固まりがドサッと出たのです。すぐに先生に電話をすると、

「よかったねえ、これで完全に治りましたよ」

と言われました。

それからは、本当に体調がよくなり、体も一日中温かく、顔色もよく、食欲も出て、太りはじめていきました。

3

その後、市民病院からは三カ月ごとに検診を受けるように言われていましたし、電話で請求もされましたが、どうしても行く気になれませんでした。野島先生におすがりした以上、のじま医院での治療だけに絞りたいと思いましたので、病院からもらっていた薬も全部捨ててしまいました。当初は抗ガン剤も飲みましたが、熱が出て吐き気に襲われたため、一度だけで止めました。

それでも、周りがみな検査を勧めますし、野島先生も検査を受けなさいとおっしゃいますので、一年ぶりに検診に行きました。すると、残っていたはずのガンがきれいに消えてなくなっていたではありませんか！

ガンが巣くっていたところには、一片の切れ端のような残存だけがわずかに見られただけでした。

当時の主治医は、一年ぶりに現れた私を見るなり、

「なんで来なかったのですか」

と責めるように言いましたが、私は、

「治っているような気がしましたので」

とだけ答えました。すっかりよくなっている画像を見て、主治医はどう思ったのでしょうか。

離婚したのは十年も前ですが、その後の子どものことやらなにやらで、平穏とはほど遠い生活を送っていました。離婚してから背負ったものもかなりありました。そういうなかで、おそらくガンは少しずつ大きくなっていったのでしょう。

別れた夫は再婚しましたが、孫ができたことで交流も復活し、私たちの

関係は見違えるようによくなりました。昔、あれだけケンカをしていたのが嘘のようです。私のなかの憎しみもいつのまにか消えていました。いまでは、普通の会話をし、普通の感情で接することができます。それやこれやが、まるで夢のようです。

そんな私が、毎日欠かさずしていることが二つあります。一つは、先生の名前を書いたものを手術した傷口に貼ること。もう一つは、先生の本を、寝る時は枕の下に敷き、外出する時はカバンのなかに入れることです。

会社ではデスクに置き、帰る時はまた持って帰ります。また、毎日必ずどこかのページを開いては、その部分だけを読むようにもしています。そうやって、いつも先生と一緒にいるように心がけています。

もちろんいままでも、すべてがよいこと続きというわけではありませんが、とにかく気持ちの上では落ち着いていられます。それもすべて先生のお導きと感謝しています。

肺・肝臓・膵臓ガンからの生還

煙草も吸わない私が、なぜ肺ガンに

細田秀樹（仮名）　宮崎県日向市　六十五歳　肺ガン

1

平成十年七月三日の明け方、七転八倒するほどの激しい腹痛に襲われました。ちょうどお隣に内科の先生が住んでいらっしゃるので、無理を頼んで診てもらうと、これはいかんと、最寄りの病院に緊急入院することになりました。その時の診断は、尿路結石ということでしたが、お腹のレントゲンを撮ったときに、偶然写された肺の下の部分に白い影があるのがわかりました。

入院は四、五日程度でしたが、肺の影が気になると言われ、県立病院でCT検査を受けるように勧められました。すぐに県立病院に向かい、頭部と腰部のCT検査と肺にカテーテルを通す内視鏡検査を受けました。

影はかなり下のほうにあったため、そこまで管が届かず、結局、細胞を採取するにはいたりませんでしたが、医師から、

「これは肺ガンで、ステージは3Bです」

と宣告されました。のちに、それが末期ガンを意味することを知りましたが、煙草も吸わなければ空気の悪いところに住んでいるわけでもない私

が、肺ガンになるなどありえないと、それはかり思っていました。

しかも、一カ月前に行なった人間ドックでの肺のレントゲン撮影と喀痰《かくたん》検査では、全く異常なしのAランクに○がつけられていたのです。なのに、肺ガンなどありえない、なにかの間違いだとしか思えませんでした。

なんでだろう、なんでだろうと考えるうちに、そういえばあれが前兆だったのだろうかと思えることが、いろいろ思い浮かんできたのです。首の付け根には鈍い痛みが常にあり、指圧マッサージにかかると和らぐものの、またすぐに痛むのです。

また、いつの頃からか、左の肺の下の方から上に向かってこみあげてくるような感じで、よく咳が出ました。でも、それが肺ガンの予兆とは夢にも思わなかったのです。

それからの一週間というもの、ガン＝死ということが頭から離れず、毎日泣いてばかりいました。

ガンを宣告された時、私は小学校の教員をしており、定年退職まであと九カ月という時でもありました。八月二十日、宮崎県立病院で手術を受けましたが、ガンはすでに左肺全体に広がっており、腹水もかなりたまっていました。それでも、強力な抗ガン剤を直接胸腔に入れて叩きますとの医師の言葉を信じて、苦しみに耐えながら抗ガン剤治療も2クール受けました。実は、あとになって知りましたが、その時の私は、余命六カ月だったのだそうです。

2

退院後は、ガンのことが書かれた本や雑誌を片っ端から読みました。新聞にガンの記事を見つければ切り抜き、テレビで関係ある番組を見つけるとすべて録画しました。健康食品のパンフレットも、手当たりしだい取り寄せ、とにかくこれはと思う情報にはなんでも飛びついたのです。

その結果、西洋医学ではガンは治らない、抗ガン剤は危険だと認識するまでになりました。

それからは、病院から抗ガン剤治療を勧められるたびに、やんわり断るようにしました。いえ、むしろ、そんな医師たちからひたすら逃げ回っていたというのが適当かもしれません。

最初の二年間は、本で知った岩手県にある健康食品会社から、マイタケエキスなどを取り寄せ飲み続けました。次には、週刊誌で新免疫療法をしている病院を知り、一年間通い、一時は家のなかに健康食品の山ができました。健康食品には、一カ月に何十万円も使いました。

温灸治療や遠赤外線療法、気功やお祓い、ウォーキングなどもやりました。そして、愛知県の玄米菜食療法をしている病院に七カ月間入院しました。本当に、やれることはなんでもやってみたのです。

にもかかわらず、定期検診を受けるごとに腫瘍マーカーの値は上がっていき、そのたびに医師からは、肺ガンに効く特効薬があるからそれを飲むようにと強く勧められました（後にこの薬の副作用で何百人もの人が亡くなったと報道されました）。

自分では体調もそれほど悪くないと思えても、医師は、あくまでも腫瘍マーカーの値で状態を判断し、楽観的なことはいっさい言いませんでした。

そうしたなかで、しだいに無力感に襲われるようになり、絶望と不安で押しつぶされそうになりながら、なにをやってもだめなら、いっそ好きなことをして、好きなものを食べて余命を過ごしたほうがましではないかと自暴自棄に陥るようになりました。うつ病になる一歩寸前の状態だったのです。

3

二〇〇三年六月、玄米菜食療法の病院で知り合った橋本美香子さん（本書百四十四頁参照）から、こんな病院があるといって連絡がありました。橋本さんとは、以前から、お互いに自分の状況を報告し、お互いに情報交換していきましょうと約束していたのです。それで、のじま医院のことを私に伝えてくださったのでした。

野島先生のことは、以前、『いのちの田圃《たんぼ》』という冊子に紹介されているのを見たことはありましたが、その時は、「ふうん。こういう先生もいるんだ」くらいにしか思いませんでした。

橋本さんから野島先生の話を聞いた時、東京の特殊な治療をする病院に入院の予約を入れていたのですが、それをキャンセルして、のじま医院に電話をしました。すると、外来日まで本を読んでおいてくださいと、ＣＤ付きの本を送ってくださったのです。

本が届くと、すぐにＣＤを聴き、本を読みました。ＣＤは何度も繰り返し聴きましたが、本の方は難しくてなかなか進みません。それでも予約日の七月四日、鹿児島に向う電車のなかで、なんとしてでも読み終わらせておこうと、必死で読み続けました。読むというより、とにかく目を通したというようなことでしたが、それでもとにかく最後のページまで行き着き、のじま医院に到着しました。

のじま医院には、七月四日から十四日まで入院することができたのですが、驚くようなことはすぐに起きました。七月四日の夕方に、他の患者さんから、

「野島先生はあなたのことを、『もう治っておられます』とおっしゃっていましたよ」

との話を聞いたのです。治療を受けた時に先生はそんなこと一言もおっしゃっていませんでしたから、本当に驚きました。その場におられた橋本さんと抱き合って喜びました。なにがなんだかわからないままに、ただただ、

「ありがとう、ありがとう。あなたのおかげです」

と、人目もはばからず泣き続けました。

翌日、先生は、

「あなたはここに来たとき、すでに治っている状態でしたよ」

とおっしゃいました。そのとたん、私は、ああ、これで自分は本当に治ったのだと確信できたのです。

私の場合は、のじま医院に行く前に、すでに治っていると言われましたが、それはやはりその前に先生のＣＤをよく聴き、たった一回ではありましたが、先生の本を最後まで目を通す機会に恵まれたからにちがいないと思っています。絶望の淵に立ち、自暴自棄に陥っていた私を、先生が橋本さんを通じて導いてくださったにちがいありません。

4

実は、ガンを宣告されて以来、私には二つの苦しみがありました。一つは、空気のよい日向で生活をし、煙草も吸わない私が、なぜ肺ガンにならなければならなかったのか、肝臓ガンというのならまだ話がわかるけど…といった身勝手な思いです。以前、私は、酒好きが高じて肝臓を悪くしたことがあったため、肝臓ガンならまだ納得できるのにと思ったものです。その思いは、ずっと私について回っていて、悶々とした日々を送ることになりました。

ところが、先生のCDを聴き、本を読み進むなかで、「自分の悪い意識が病気をつくった」という言葉に触れたとき、「ああ、これは自分そのものではないか」と愕然としました。

人を恨んだり憎んだり妬んだり、その結果仕返しをしたり、悪い言葉を投げつけたり、その通りのことを私はしてきたのでした。それに気づくと、

「その通りです。私はずっとずっとそうでした」と、心の中で何度も何度も繰り返し叫び続けました。

同時に、それに気づかせてくださった野島先生に、「ありがとうございます。ありがとうございます」と頭を下げ続けました。それによって、なぜ自分が肺ガンになったのかとの悶々とした思いに、ようやくピリオドを打つことができたのです。そのとたん、暗雲がパーッと晴れたかのような清々しさを感じました。

5

もう一つは、「こんなにものすごくお金をかけて、いろんなことを五年間もやり続けてきたのに、結局治らなかったじゃないか」という苦しみです。それも、先生の本を読んで、すべて間違っていたということに気づきました。「先生のおっしゃる通りです。おっしゃる通りです」と、私はまた心のなかで叫び続けました。

私は、先生の本をたった一回読んだだけで、私をがんじがらめに縛りつけていた二つの大きな苦しみから解放されたのでした。そこに、大きな大きな心境の変化があったのです。野島先生が、私はもう治っているとおっしゃってくださったのは、その大きな心境の変化があったときのことでした。

体が劇的によくなったのかどうかは、正直よくわかりません。でも、精神的にはとてもリラックスした日々を過ごせるようになりました。なんといっても不安がなくなりましたし、そんな私の気持ちが家族にも伝わり、みんなが幸せに過ごせるようになりました。

妻には、どれくらい心配をかけたかしれません。自分が病気であることをいいことに、苦しいのは自分なんだからと、ずいぶん乱暴な言葉を投げつけたりもしました。子どもたちに対しても、一方的に自分の考えを押しつけて育ててきたようなところがありました。そういうこと一つひとつに、自分が間違っていた、悪かったと思うことで、しだいに周りとの緊張も溶けていき、みんなが本当に安心して暮らせるようになったのです。

私は、身も心もぼろぼろになり、五年間かかってようやくそれに気づきました。でも、もしこの間の辛い体験がなかったら、果たして私はここまでたどり着けたでしょうか。本当にこの五年間、私はどれほどの時間と労力とお金をかけてきたでしょう。

それやこれやすべての思いに、すっぱり終止符を打つことができたのです。というよりも、もうそんなことも考える必要もなくなり、いま私はとても穏やかな日々を過ごしています。

C型肝炎で一度は人生をあきらめた

藤田敏夫（仮名）熊本市　六十四歳　肝硬変・肝臓ガンが出るレベル

1

一九八二年の発病以来、二十年間で、大学病院その他に五回入院し、三回のインターフェロンによる治療を受けました。それにもかかわらず、症状はいっこうによくなりませんでした。

のちに私の病名はC型肝炎だと判明しますが、当時C型ウイルスの存在は解明されていませんでした。そのため、A型でもB型でもない、何かしらのウイルスによるものである、という以上のことはわかりませんでした。そのため、どのように治療してよいかわからず、放置されてきたといってよいでしょう。

そうしたなかで、C型肝炎の患者は急増していきました。とくに私より上の世代の患者さんたちは、薬はいっさいの効かないというなかで、ガンが発生し、腹水がたまり、死に至るのを待つという、生殺しのような状態に耐えねばなりませんでした。ガンが発生した段階では、もちろんラジオ波などの電気で焼いたりエタノール治療などの処置は施されましたが、それも単なる気休めにすぎない程度のものでした。

やがて、それはC型ウイルスであるとわかり、私の病名も「非代償期肝硬変」とされました。末期に近い肝硬変ということで、ガンができる寸前の状態にあり、ほとんど肝不全に陥りかけていたのです。

私の場合は、非代償期肝硬変へ移行する過程で、C型肝炎、肝ガン、食胃道静脈瘤も併発しました。急性肝硬変が慢性肝硬変となり、肝臓ガンになるまでには、約二十年を要すると言われていますが、まさにその筋書き通りの展開となったのです。

C型肝炎は、医学の現状からすれば難病の部類に属するわけですが、保険その他の問題から、自治体によっては難病に指定するかどうかで対応が分かれています。東京や北海道では難病に指定されていますが、その東京も、最近では補助が出るのは入院した場合に限るということなっています。

インターフェロンは、一本三万円くらいします。患者は月平均十五本くらい打ちますから、それだけで四十五万円になります。そのほか通院治療の補助までですると、自治体にとって大変な負担になってしまい、とても賄いきれないというのが現状です。

インターフェロンについては、以前は八十本までは保険が適用され、それを超える分については全部自費負担となっていました。ですから、患者の負担は大変なものでした。普通、半年くらいでウイルスは消えるとされていますが、人によっては一年間くらい打ち続けることもあったのです。

私の場合は、そうした治療法によりなんとか叩いていましたが、副作用には相当苦しみました。微熱、喘息状の咳、倦怠感をはじめ、肝硬変が進んだ人特有のボケなども見られるようになりました。血中窒素の量が増えると、肝性脳炎といって夢遊病者のごとく頭が勝手にどこかをさまよっているような感じになるため、痴呆的な症状が現れてくるのです。また、ありとあらゆる薬を飲み続けたせいで、血液検査ではＧＯＴやＧＰＴや窒素などがいつも高い状態でした。

「これは難病ですから治りません。残された道は肝臓移植か、試行錯誤しながら進行をいかに遅らせるかしかありません。その過程でガンや症状が出たら、その都度叩いていきますから、早期発見、早期対応に尽きます」

と、病院側からはそうはっきり宣告されていました。

2

私は、東証一部上場のある自動車部品メーカーの社員でしたが、現在は定年退職して四年がたちます。生まれは東京ですが、戦時中疎開で親の実家の大分に行き、大学で再び上京して、就職しました。やがて熊本に転勤になり、十七年間というもの、宮崎その他の子会社を回されながら定年を迎えました。

仕事では、けっこうストレスも溜め込みました。お酒を飲めないにもかかわらず、付き合い上の宴席では、ずいぶん飲むことになりました。そういうなかで、肝硬変は徐々に進行していったのでしょう。

しかし、そんな大変な病気を抱えながらも、企業戦士として働いているあいだは、気持ちの上でも張りがありましたから、まだよかったのです。それが、定年退職を迎え、これからはもう何もすることがないんだ、家にいるだけだと思った瞬間、ガクッときました。

朝起きるやいなや、「あっ、会社に行かなくては」と慌ててみたり、「ぼんやり家で過ごしていてよいわけがない。こんな状態ではいけない」などと、罪悪感にさいなまれたりもしました。

また、金銭的にも余裕がなくなり、現役時代の高収入の頃にくらべて年金生活の状況が惨めに思えてなりませんでした。定年後の仕事もなにもない生活に、どうしても馴染めずにいたのです。

それが、子どもの巣立ち、孫の誕生などでいっそうひどくなり、こうして難病を抱えて、あとは死を待つだけなのだと思うと、すべてにやる気を失っていきました。

そのくせ、どうせ死ぬのだからと、退職金で贅沢品を買い集め、ベンツやポルシェや国産のオープンカーをTPOで乗り分けるなど、散財はエスカレートするいっぽうで、妻には生命保険でなんとか暮らしてもらえばいいとまで考えていたのです。まさに自暴自棄の状態でした。そんな精神状態では免疫力も極端に低下しますから、治るものも治らないようになってしまうものです。

そんなとき、スポーツカー仲間の友人の知り合いで、のじま医院の患者だったという人に出会ったのです。

3

スポーツカー仲間から、のじま医院のことを聞かされても、私はすでに廃人同様の状態でしたから、「もうどうにでもなれ。いまさら病気を治しても…」というような思いでいました。ですから、さんざん苦しみ抜いた末に、のじま医院と出合い、最後の砦として必死の思いで訪れるの人たちとは、スタートの段階から違っていました。

そんな状況でしたから、のじま医院への予約も友人が勝手にやってくれたのです。二〇〇三年八月二十七日に、私は無理やり車に押し込めて連れてこられ、「嫌だっているのに、まったく迷惑な話だ」などと悪態をつき、まあ付き合いだからと、一日と決めて入院したのです。

そんな私に、野島先生は始終笑顔を絶やさず治療してくださいました。すると、なぜかわかりませんが、不思議と意識が変化していくような気がして、涙がとめどなくあふれてきたのです。これには、自分でもびっくりしました。諦めのなかで生きてきた私に、どこからか一筋の光が差し込んだとでもいいましょうか。

すると先生は、

「あなたの病気は治りますよ」

とおっしゃったのです。

翌九月には、コンテナ・ハウスに五日間宿泊し、治療を受けました。

「私は何をしたらよいですか」

と訊ねる私に、先生は、

「何もしなくてもいいですよ。私を信じて、治療を受けなさい。強いて言うなら、笑顔づくりに努めなさい」

とおっしゃいました。そのとき、

「あなたは私を信じていないですね」

とも言われましたので、その日以来、大学病院からもらっていた薬を飲むのをキッパリやめたのです。

とはいえ、私の態度はまだまだ不遜で、不謹慎な部分も多く残っていたのでしょう。

十月に五日間入院したときのことです。他の患者さんたちから、あなたはどこか治療に対して不真面目だ、治療する気がないのなら帰れ、他に入院したい人は山のようにいるんだ、治す意志が本当にあるのか等々、いろいろなことを言われたのです。

その瞬間、目からうろこが落ちました。そうだった、私は間違っていた。いったい全体、これまでの私はどうだったのかと、自分自身を振り返ったのです。生かされていることを素直に喜び、感謝する気持ちがなければ、病気など治るはずがない、これからは真面目に治療を受けようと、完全に気持ちを入れ換えることができたのです。

こうして、十一月に再びのじま医院に入院し、その後に大学病院の定期検診を受けたのですが、エコーやＣＴで調べてもガンは再発していませんでした。薬を止めたにもかかわらず、肝機能値は改善されていて、窒素も正常値になっていたのです。

翌月の十二月にのじま医院に入院し、そのとき、はじめて先生から、

「ガンは、もう治っていますよ」

とのお言葉をいただきました。

さらに、一月に一泊だけ入院させてもらったときには、

「藤田さん、自己治癒力、自然治癒力の波動が出ていますよ。おそらく肝硬変も治るでしょう」

とおっしゃってくださったのです。

4

私が企業戦士として仕事オンリーの生活を送っていたのは、まさに日本の高度成長期の真っ只中で、すべてが上に向かって伸びるなかを、なりふりかまわず突っ走っていました。残業だけで月に二百時間などというときもありました。出世だけがサラリーマンの道だとばかりに、周りの人間にとげとげしく接し、企業の戦略なんだからと、いやがる社員を無理やり地方に飛ばすなど、非情なこともずいぶんしてきました。しかも、その当時は、それが企業の拡大成長につながるのだから悪いことではないとさえ思っていたのです。

私は、二十代の終わりには、すでに課長職についており、病気さえなければ、退職後はおそらく子会社の役員くらいにはなれていたでしょう。ところが、実際に病気になり、当初のもくろみはすべてご破算となって、さっさとお役御免を言い渡され、どんなに意気消沈したかしれません。過労死はよく報じられましたが、私のように企業に身命を賭したあげく、病気になって死んでいった人は、おそらく相当な数に上るのではないでしょうか。

病気になったことがわかり、これでもはや私の人生は終わったと思ったとたんに、生来の物への執着心が頭をもたげ、ポルシェなど贅沢品の購入へと走ったのではないかと思うのです。昔からよく物を買いたがる性向でしたが、収入も増え生活に余裕ができると、その購買欲に拍車がかかり、いつのまにか家は物であふれ返り、おびただしい物に囲まれた生活となっていったのです。

それが、今ではどうでしょう。あれだけ執着していた物へのこだわりが、風船がシューッと萎むかのように急速に消えたのです。いまは、身の回りの物を少しずつ捨てることを始め、家のなかを整理したいと思うようになりました。そして、死ぬときには布団が一枚だけ残っているような、そんなさっぱりとした死を迎えたいと思うまでになったのです。

5

元気になると人は明るくなり、前向きになるものですが、私もその例に洩れず、倦怠感がすっかりとれ、生きる希望が見えるようになって、やる気が湧いてきました。不思議と感情も豊かになり、いろいろな人に接したり、話を聞いたり、物を見たりした時の反応、いとおしさといでもいうのでしょうか、それがこれまでと違って敏感になり、気持ちが強く揺さぶられるようになったのです。自然の営みのなかで自分が生かされていることを実感するたびに、涙があふれてきます。

患者さんたちとの交流も大きな財産です。のじま医院にいらっしゃる方は、みなさん明るく面白い方ばかりです。女性の友人も増え、メールや手紙などの頻繁なやりとりも、私を豊かにしてくれています。みなさんが書かれる文章も弾んで浮き立つようなものばかりですから、妻などは要らぬ心配をしているくらいです。

忘れてならないのは、無理やり私をのじま医院に連れてきてくれた友人です。彼がいなかったら、いまの私はなかったでしょう。いくら感謝してもしきれないくらいです。家族にも、心からお礼を言いたいと思います。二十年もの長い間心配をかけ続けてきたにもかかわらず、苦しいのは自分だけ、自分一人がこんな辛い思いに耐えているのだと、私は本当に自己中心的に、わがままいっぱい生きてきました。そんな私を許してほしい、本当にありがとうと言わせてください。

そして最後に、不遜な私をここまで導いてくださった野島先生には感謝の言葉もありません。こんな私でお役に立つことがあるのなら、使い走りでもなんでもする覚悟です。人は、自分の魂や霊を成長させるために生まれてきたのだと先生はおっしゃいますが、新たなスタートラインに立つチャンスを与えていただいたことに心から感謝し、死ぬまで成長していきたいと思っています。

「やるだけのことはやった」と、諦めていたのだけれど…

倉田広子（仮名）　四十三歳　神戸市　膵臓《すいぞう》ガン

1

膵臓ガンとはっきり診断が下されたのは、二〇〇三年三月末でした。それまでは、左の腹部から背中のあたりに多少の痛みと違和感があり、便秘もひどかったため、大腸あたりに問題があるのではと思い、内視鏡検査をしてもらったのですが、とくに異常は見られませんでいた。

ところが、次のＣＴ検査とエコー検査で、膵臓がおかしいと指摘され、その後膵臓ガンと確定診断されたのです。

すぐに信頼できる先生に相談したところ、できるだけ早く手術をしたほうがよいと勧められ、四月二日に手術を受けました。

そのときの手術で、膵臓の膵体部分を切除しましたので、現在は三分の一強くらいしかありません。接していた臓器にも多少問題がありましたし、左の横隔膜にもへばりついていたようなので、それらも切除しました。そのせいで、そのへんのところがごそっと欠けてしまい、お風呂に入ると、外目にも体が変形しているのがわかります。

2

私は信州で生まれ育ちましたが、看護学校を卒業したあと、神戸の市民病院に勤めました。その市民病院に二十年勤め、母の具合が悪くなったため退職し、結婚はしていなかったので、看病のためいったん信州に帰りました。

母についていては胆石だとわかり、手術をすれば治るからと、やはり神戸で訪問看護師をしている姉とも相談し、病院選びをしている矢先に、私の方が先に膵臓ガンの手術を受けることになってしまったのです。

退院後は、母と一緒に神戸の姉の家で療養していましたが、夏過ぎから妙に体がしんどくなってきたため検査をすると、肝臓と右の卵巣に転移が見つかりました。私のガンは、腺ガンと、中で液をつくって膨らんでいく小液性との混合型であり、やがて腹水がたまることもありうると言われました。

そうこうしているうちに、状態が悪化したため緊急手術となり、手術後は週に一回抗ガン剤治療をすることになりました。このときの抗ガン剤治療は、けっこうハードなものでしたが、ぎりぎりのところで元気を保つことはできていました。

抗ガン剤を何度か投与したあとの検査で、肝臓の大きさに変化が見られなかったことが確認されたため、主治医は、進行の早いガンを食い止める効果はあったと判断されたようです。

ところが、二〇〇四年に入って一月に検査をすると、腫瘍マーカーの値が上がっていることがわかり、今度は点滴で抗ガン剤を入れていこうということになりました。西洋医学では、それ以外にもはや手段がなかったのでしょう。

このときの点滴による抗ガン剤投与で、私の体は十キロ以上も痩せ、常に不快感があり、もはや治療する体力は残っていないように思えました。食べて体力をつけなければとも思いましたが、魚や肉はガン細胞も太らせるということでいっさい摂らず、四月に手術してからは、玄米菜食に切り換えていました。

その頃には、ご飯もあまり食べられなくなり、いつもつらい状態になって、私は、「もうこれが限界なのではないか。来週は生きていないのではないか」と考えるまでになっていました。そして、これからは、モルヒネや睡眠薬をどんどん使ってコントロールしながら、体力を温存していったほうがよいのではないか、などとも思いはじめていたのです。

当時、私は「ガンの患者学研究所」の会員になっていたのですが、一月も末になった頃、姉の知人で同じく「ガンの患者学研究所」の会員である人から、「末期のガンの人でもよくなっているのじま医院というところがあるから、そこに行ってみたらどうか」と勧められました。

けれども、私はどうにも行く気になれませんでした。体はもはやきつい状態になっていましたし、西洋医学でやるだけのことはやり、再発までして、もうどうにもならないと思ったからです。そうなった以上、もはや残されているのは西洋医学以外しかないのだと悟った瞬間、諦めの境地に陥ったのです。

のじま医院には、姉がファックスなどで私の状態を知らせてくれていましたが、直接には連絡がとれていませんでした。ただ、本やビデオを送ってくださいましたので、ビデオだけは何気なく見ていました。

するど、二月のはじめに、のじま医院から問い合わせの電話をいただいたのです。姉のファックスに私の名前が書かれていなかったので、「名前を教えてほしい」というのが問い合わせの内容でしたが、その問い合わせの電話によって、二月五日の予約を取ることができました。

そのときは気づきませんでしたが、今にして思えば、その問い合わせの電話をいただいてから、体がいくらか楽になったような気がします。

3

はたして鹿児島まで行かれるのかと思っていましたが、二月五日、なんとかのじま医院までたどり着くことができました。そんな私に、先生は、

「お父さんの幸せを祈ってあげなさい」

とおっしゃったのですが、それを聞いて私は、ちょっとびっくりしました。三年前に亡くなった父のことを、自分の中で、ずうっと引きずっていたからです。

二〇〇一年のお正月、信州は寒いから今年は神戸で過ごせばいいと、私は両親を無理やり私のマンションに呼び寄せました。そうしたところ、突然父の具合が悪くなり、父は神戸で亡くなったのです。それ以来、「神戸なんかに呼んだのがいけなかった。信州にいたら、父はあんなことにはならなかった」という思いを引きずっていたのです。

私は、子どもの頃、いつもいさかいが絶えない両親に対して、もう何も感じないふりをしていこうと決めていました。おそらく、両親の間でうまくいかなかった部分というのがあったのでしょうが、それは子どもにはわかりませんから、二人のいさかいを見るたびに、父を責めることで折り合いをつけようとしていたのかもしれません。だから、知らず知らずのうちに父を恨む気持ちが芽生えていたのではないでしょうか。

一回目の治療のときに、先生から、私の家族を思い描いても私の姿が全然出てこないと言われました。いるのは両親と姉だけだというのです。私自身が、自分の気持ちに蓋をしてしまっているために、自分を消してしまったのではないかと言われました。

治療が終わったあと、ご飯をいただきながら、患者さんたちと治療の様子などを話したとき、父の話になり、

「父は神戸で、こんなふうに亡くなったんです」

と話し出したとたん、はじめて会った方たちの前で、私は泣き崩れてしまいました。それは、私にとってはじめての驚くべき経験でした。

4

翌日、二回目の治療に姉と一緒に診察室に入った時のことです。いきなり先生が、

「倉田さん、治りましたよ」

とおっしゃったのです。

「えっ！」

と、思わず姉と顔を見合わせながら、きっとそれは膵臓のことをおっしゃっているのだろうと思い、

「先生、まだもう一カ所、肝臓にもあるんですよ」

と言いますと、先生は、

「一カ所だろうと二カ所だろうと、そんなの関係ないですよ」

とおっしゃったのです。

すると、どうでしょう。その日の食事は、八割がた食べることができた

のです。しかも、食後あれほど張っていた胃もあまり張りません。体の痛みもあまり感じることがなくなりました。それもこれも、私には驚きの連続でした。

また、のじま医院に来る数日前から、痛み止めなどの副作用もあって、舌の先に一センチくらいの大きな口内炎ができていました。口内炎ができると、なかなか治らないタチなのですが、治療を受けた翌日には痛みが消えているのに気づきました。そして、三日目にはすっかりよくなったのです。これにも大変驚きました。

さらに、治療初日にいただいたご飯も、七割がた食べることができたのです。それまでは、一食分の食事を一日に何回にも分けて食べるのがやっとの状態でした。

結局、翌日から一週間入院することができ、昨日退院しました。昨夜は近くの旅館に泊まり、今日は外来で来ています。

5

のじま医院の患者さんたちと話をしていると、なぜか自然に涙があふれてきます。共時性とでもいうのでしょうか、不思議なくらい偶然が重なるのです。たとえば、前の日に患者さんたちと西洋医学の限界について話し合っていて、次の日、「テレビを見なさい」との電話で降りていきますと、報道番組で東洋医学の報道特集をやっていて、そこで西洋医学は限界に来ているなどという解説があったりします。そのようなことが、二、三回続けて起きました。

私はまだ治療を受けてから日が浅く、この先どうなるか私自身予想もつきませんが、もし元気を取り戻すことができたなら、いまの経験を今後の仕事に生かしていけるかもしれない、などと考えられるまでになりました。

西洋医学の立場では、このガンなら、だいたいこういう経過をたどるという予測のようなものが、まず医師の側にあります。そのため、それがそっくり患者側に伝わってしまうのです。医師の頭の中にあるイメージが、患者には負のエネルギーとなって、病状はさらに悪化するケースも多いのではないかと思います。

西洋医学の病院に行くと、押しつぶされそうになるくらい負のエネルギーが充満しているのですが、のじま医院には負のエネルギーがまったくありません。楽しいプラスのエネルギーに満たされていて、病院にいるのになんでこんなにリラックスできるのか、なんでこんなに楽しいのかという感じです。西洋医学の病院とのじま医院のもっとも大きな違いは、そこにあるような気がしています。

咽頭ガンからの生還

いつか腕を組んで主人と歩いてみたいなあ

井原友子（仮名）　東京都江東区　六十歳　咽頭ガン

1

二〇〇二年八月、舌の右半分にピリピリするような痛みを感じたのが、自覚症状としては最初だったと思います。九月になると痛みはますますひどくなり、十月には口が開けられなくなりました。慌てて日大の口腔外科に駆け込んだところ、症状から顎関節症と診断され、治療を受けましたが、いっこうによくなりません。

そこで、十一月に近くの耳鼻科医院を訪ねてCTをとり、十二月二十六日には、大学病院で中咽頭ガンを宣告されたのです。ガンは、右側の舌と喉との中間の動脈の近くにありました。ステージも四期になっていました。ガンは非常に深く入り込んでいるため手術はできず、抗ガン剤も効果がないし、いずれ食事もできなくなるから、最悪カテーテルで栄養を送るしかない、つまり植物人間しか生きる道はないと言われたのです。

ただ、放射線は多少効果が期待できるのでやる意味はあるかもしれないと言われたので、飛びつくようにその日から放射線治療をはじめ、二月に退院するまで、全部で二十七回受けました。主治医からは、ガンを小さくすることはできなかったが、再発を防ぐ意味では効果があったと言われました。また、自分からあるワクチンを使いたいと申し出て、主治医も承諾したので、同時に服用しました。

2

二〇〇三年三月、東京の専門病院で、玄米菜食療法をはじめ、六十キロあった体重が四十六キロまで減りました。この専門病院の食事は、塩分を制限せず、むしろどんどんとらせるほうでした。そのため、血圧は高くなり、上が158、下が94まで上がりました。この血圧の変化を心配して、先生に訊ねると、「大丈夫です」という答えが返ってくるだけでした。

この玄米菜食療法によるゲキ痩せで、体力は衰え、肌のツヤもすっかり消え、本当にフラフラ状態になってしまいました。そこで、この病院の先生の紹介で、七月にあるクリニックに行き、プロポリスやアガリクスやマイタケ、漢方薬などによる代替療法を受けることにしました。さらに鍼灸治療も受け、脊椎矯正もしてもらいました。

野島先生のことは、鍼灸医院の先生から紹介された『いのちの田圃《たんぼ》』という冊子ではじめて知りました。写真で見る野島先生の顔がいかにも優しそうでしたので、こんな先生に治療してもらえたらいいだろうなあと思えてきました。エネルギー療法というものが、はたしてどういうものか見当がつかなかったのですが、ともかく行ってみようと電話をしました。

ガンだと説明すると、それなら急ぎましょうと八月一日に予約を入れてくださり、その日から二泊させていただきました。これまで玄米菜食で我慢し続けてきましたから、のじま医院の食事がどれほどおいしかったことでしょう。こんなにおいしいものが世の中にあるのかと思うくらいで、本当に感激しました。

実際、ここにくるまでに私の体は最悪の状態になっていました。体は冷えきり、代替療法をしていたため決められた時間に薬を飲まなければならず、そのことで時間に追われっぱなしの私は、気持ちの休まる暇もなかったのです。

のじま医院で二泊したものの、次の予約の十二月十九日までの長い期間をいったいどうやって過ごせばよいのかを考えると、気が遠くなりそうでした。そこで、また治療をしてもらえるか聞いたのですが、そのとき野島先生に、

「あなたがあのワクチンを止めるときが、治るときです」

と言われてしまいました。

家に戻ってもその言葉が頭にこびりつき、のじま医院のことばかり考え続けました。それでもまだピンとこなかった私は、ワクチンを飲み続けていました。いまになって思えば、あのとき家には帰らず、出水にとどまってずっと治療を受け続けていればよかったのです。

3

私は、最初の夫と離婚し、二十二年前に再婚しました。再婚した主人は、経営していた会社をたたんで、東京の下町で小料理屋をはじめました。スタートしたときは、あまり資金もなかったので、一店舗でやっていましたが、その後に少しずつ店を増やしていって、十店舗にまで増やしました。その後、二店舗減らして八店舗になりましたが、それだけの店をやっていくのは、けっこう大変でした。

私は、女将としてそれらの店をきりもりしながら、二人の子どもを三十九歳と四十一歳で産み、宴会が入るとおんぶしながら働きました。そうやって、体を酷使してきたのです。最初の夫との間にも一人子どもがいましたので、実際には三人の子どもがいます。

現在、私はこんな状況ですから、お店のことは全部二十八歳の長女にまかせています。はじめは、自分がいないとどうにもならないと、病気を抱えながら気勢を上げていましたが、いなければいないでなんとかなるものですね。長女は、経理面なども責任を持って、けっこううまくやってくれているようです。三人の子どもたちもみな助け合って、仲良くしてくれています。

かつての私は、いつも「なんで私だけが、こんな目に遭わなくてはならないの」と、グチをこぼしてばかりいました。とくに、商店街の寄り合いには苦労しました。主人も店のほうは私にまかせっきりで、これも営業だと言っては、週に二、三回はゴルフに出かけていました。

ですから私は、文字どおり女将として、身を粉にしてフル回転で働いてきたのです。その結果、店も評判となり信用力もつくと、あたかも自分一人の功績であるかのように過信していました。そうやって、私はいつも傲慢だったのです。

ですから、多少具合が悪くても、あるいは病気の前兆があっても、忙しさにかまけて見過ごしてきたのです。二年前に舌の疼痛《とうつう》で病院を訪ねたときも、「なんでもありません。ストレスですね」と言われ、抗鬱剤をもらうと妙に納得したものです。もっとも、もらった抗鬱剤を飲むと気持ちが悪くなり、一度きりで止めましたが。

4

私は性格上、こうと決めたら早いところがあります。今回も、大学病院でガンと診断され、放射線なら多少効果があるといわれた瞬間、もうこれでいくと決めていました。今となれば、しまった！　というところなのでしょうが、してしまったことは元に戻せません。早く諦めるが肝心と思っています。

それより、いまこうして野島先生からエネルギーをいただいているわけですから、それを信じていこうと思っています。二〇〇三年十二月以来、ずっと出水市の旅館に単身泊り込んで、治療に通っています。もちろん、薬や健康食品と名のつくものは、すべて止めました。おかげで、ずいぶん元気を取り戻すことができました。

先生は、ガンは消えたとおっしゃってくださっていますが、放射線をかけた後遺症で舌が萎縮を起こしてしまったため、まだちゃんと喋ることができませんし、味覚も回復していません。ですが、それも以前に比べるとだいぶよくなりました。

現在は、患者さんたちと近くの温泉に行ったり、おしゃべりをしたり、毎日楽しく過ごさせていただいています。こんなに本心をさらけ出して人と接するということが、これまで私にあったのかと思うくらい自然にふるまえるのです。これまでの六十年の人生のなかで、生まれてはじめて本当の姿で生きていると実感できます。

かつては、世間体ばかりに目がいき、自分をよく見せたいと、ときには鎧を被って必死に生きてきました。でも、もうそんなことをする必要がまったくなくなったのです。それが嬉しくて嬉しくて、どう表現してよいかわからないくらいです。

これまでは、早いテンポの生活にずいぶん無理をしてあわせてきましたが、この出水に来て、自然に触れ、ゆっくりした時間の流れに身を置いていると、本当の自分に出会えたようで、心からほっとできるのです。まるで、故郷の母の懐に抱かれているかのような感覚です。

北海道の田舎で生まれ育った私にとって、自然のなかに身を置くここの暮らしは、性に合っています。ですから、将来は、東京に半分、鹿児島に半分の生活ができればいいなあと考えています。先生に言われたとおり、私自身もガンはもう治ったと思っています。気持ちがこんなにも晴々しているのですから、ガンがあるとは思えないのです。

東京で心配してくれている主人には、心の中で「ごめんね」と謝り続けています。これまで私は、自分ばかりに仕事を押しつけてはゴルフ三昧の主人を、どこかで恨んでいました。

ですから、主人が近寄るだけで、

「なによ、いま忙しいんだから。あっちに行っててよ」

なんて、冷たく突き放していたのです。

でも、いまはそんな気持ちはまったくありません。今度東京に帰ったら、腕の一つでも組んで、少しベタベタしながら歩いてみたいなあと思っています。

乳ガンからの生還

乳房のしこりが、半分以下になった

橋本美香子さん（仮名）　広島県安芸郡　三十五歳　乳ガン

1

私は、結婚後も、出産後も、訪問看護師としての仕事に使命感を持ち、これを生き甲斐として、主婦業も育児もそっちのけにしてしまうほど意欲的に取り組んできました。

そうしたところ、二〇〇二年の終わりころに、何気なく触った左の乳首から分泌液が出たのです。そこで、慌てて近くの病院で検診を受けたところ、陽性と診断されました。

その後一年近く、自分でチェックをしながら様子を見ていたのですが、二〇〇三年十一月に、今度は同じ左の乳房にしこりがあるのに気づきました。

あれっ、なんだろうと思いながらも、その頃は大変忙しかったので、そのままにしてしまいました。なにしろ、九月末から十二月にかけては、ただでさえ多くの患者さんを受け持っているところにもってきて、三人もの末期ガンの患者さんが重なったのです。

その患者さんたちのいっさいの世話をしなければならなくなって、一日も休むことなく働き通しで、朝も晩もなく追われっぱなしという状態になりました。

子どもたちは、まだ五歳と七歳で、母親としてやらなければならないことも多かったのですが、育児は二の次にして、看護先からの要請があればすぐに駆けつけるほど、熱心に仕事をしていました。いまから思えば、まるで何かに取り憑かれたように仕事をしていたわけです。

そんな生活でしたから、体が疲れていないわけがなかったのです。精も根尽き果てていたのでしょう。気持ちの上ではいつもイライラし通しでしたから、そのイライラを年中子どもたちや主人にぶつけていました。

主人には、とくにひどく当たっていたように思います。そのため、主人との間にケンカが絶えることはなく、すべてが限界を超えていました。

そんな普通ではない三、四カ月のあいだに、私のなかのガンはどんどん進行していったにちがいありません。自分でガンの種をまき、どんどん育てしまっていたのです。

2

野島先生のことは、主人の姉を通じて、かなり以前から知っていました。義姉はひどいアトピー性皮膚炎で、五、六年ほど前から野島先生の治療を受けていたからです。

その義姉の勧めで、二〇〇三年の夏には、福岡での講演会を聴きに行きました。先生の話は、私にとってとても有意義でしたし、理解もできました。看護師としての仕事にもプラスになると思い、熱心に耳を傾けたものです。

そのときに、私は遠隔治療を申し込み、週一回くらいの割合で治療も受けました。仕事の疲れなどから倦怠感やだるさに襲われたとき、遠隔治療を受けると不思議に体が休まり、気持ちが落ち着いて、楽になれたからです。

その野島先生にガンの治療もお願いすればよかったのですが、私の体を心配してくれた知り合いが大学病院に予約をしてくれたため、その年（二○○三年）の十二月中旬に、大学病院で検査を受けることになりました。

問診から始まり、触診し、※エコーをとると、

「すぐに※生検をしましょう」

と言われ、さらに※マンモグラフィーを三方向からとったのですが、その時点で医師の数は三人に増えていました。

写真を見ながら、医師たちは次々と、

「ご主人は、来られていますか」

「一人だけで来たのですか」

などと聞いてきました。

その雰囲気から、これはただごとではないと察知した私は、

「私は大丈夫ですから、本当のことを教えてください」

と頼むと、

「これは、悪性の（ガンである）可能性があります」

と言われました。そして、今後の治療法として、

「放射線治療をしましょう。まだ小さいですから、温存（病巣を切除せず、乳房を温存する療法）できるかもしれません」

と、詳細に説明してくれました。

しかし、私はもう頭の中が真っ白になっていましたので、そんな説明などいっさい聞いていませんでした。そのとき、私が思っていたのは、野島

※エコーとは、超音波を用いて身体内部の構造や物体の動きを調べるエコー検査のこと。
※生検は、人体から組織の小片を切り取って病理学的に調べること。診断の確定のために行なわれ、悪性腫瘍の診断には不可欠とされている。
※マンモグラフィー（mammography）とは、乳房専用のX線撮影装置。

先生のことだけでした。

すぐに野島先生のところに行こう、野島先生にすべてを委ねてお任せしようとだけ考えていたのです。

大学病院から帰り、すぐに電話で遠隔治療を申し込み、事情を話すと、先生は少し驚かれた様子で、

「えっ、あなたが？」

とおっしゃいました。

義姉にも電話をすると、

「十二月二十四日に予約を入れてあるから、一緒に行こう」

と言ってくれました。

主人も私の親も主人の親もみな本当に心配をしてくれ、野島先生のところに行くことに賛成してくれました。

3

野島先生のところに行く車のなかで、義姉と他愛のない話をしていただけなのですが、なぜか涙があふれて止まらなくなり、診察室に入ると、再び涙があふれてきました。

そんな私を、先生はニコニコしながら迎えてくださり、すぐに波動を調べてくださいました。そして、

「ガンの波動が出ていますが、弱いですよ。これは持って生まれたものではないかなあ」

とおっしゃったあと、

「でも、それももう消えていますよ。遠隔（治療）していたから、もう治ったのですよ」

と言ってくださいました。

それで安心していったん家に帰り、大学病院に生検の結果を聞きに行っ

たところ、悪性とは出なかったとのことでした。

しかし、

「細い針でほんの一部を調べているだけなので（穿刺針を用いて試料を採取する針生検については）、一〇〇パーセント正確ではないから、検査だけでも毎月受けてほしい」

と言われました。

4

年が明け、一月五日から九日まで、のじま医院に入院したのですが、入院中もずっと泣き通しでした。先生のビデオを見ているだけで自然に涙があふれてくるのです。

治療は痛いのですが、それよりも感謝の気持ちのほうが先にたち、私はいつも泣いていました。そうして過ごしているうちに、もう病気のことなどうでもいいように思えてきました。

病気のことをくよくよしていてはだめだ。それよりもっと大事なことがたくさんあるじゃない。それをやっていくためにも、私は心をきれいに洗いたい。そう思うようになったのです。

それに、入院中たくさんの素晴らしい人たちに出会えたことが、私にとっては本当に大きな喜びでした。みんな他人なのに、まるで自分のことのように私のことを心配してくれて、症状がよくなると、自分のことのように喜んでくれる。そんな人たちが、いま自分のまわりにいっぱいいる。そう思うだけで、本当に幸せな気持ちになっていきました。

5

退院後しばらくは、怖くて乳房に触れることさえためらわれたのですが、一週間後におそるおそる触ってみたら、なんとしこりが小さくなっていました。しこりは、その後も小さくなり続け、いまでは大きかったころの半分以下になっています。

　その後の大学病院のエコー検査でも、医師が、

「あれっ、あれっ、あれっ？」

　としきりに首をかしげていました。そうして、ようやくしこりを探し当てたといった様子で、

「えらく小さくなっていますねえ」

　と、いかにも不思議そうな顔をされ、こう続けられました。

「もう毎月の検査はいいですよ。でも、急激に大きくなるのだけは恐いので、ちょっとでも変化があったら、すぐに来てください」

　あいかわらずいまも主人とはケンカもしますが、それでも以前にくらべると気持ちの上ではかなり違ってきています。なぜならば、いまの私は、主人にとても感謝をしているのですから。

それに、私の中の汚いものを、すべてきれいに洗い流してくださった先生には、心から感謝を申し上げたい気持ちでいっぱいです。これからは先生からいただいた、かけがえのないエネルギーを安らかなものに変えていけるよう、私にできることはなんでもしていきたいと思っています。家族のため、人のために、けっして無理せずに、上手にコントロールしながら、せいいっぱい尽くしていきたいと思っています。

退院するときに、野島先生からかけていただいた次の言葉を、私は生涯忘れないでしょう。

「橋本さん、あなたは看護師さんなのだから、これからは心身ともに病んでいる方たちを癒してあげてくださいね。ご自分の経験をあなたの仕事に生かしてください」

若い頃から、常に覚悟はできていた

都築郁子さん（仮名）　三重県阿山郡　五十九歳　乳ガン

1

左乳房のしこりに気づいたのは、たしか五十歳前後の頃だったと思います。それ以来、欠かさず検診を受けてきましたが、とくに異常は見つかりませんでした。しこりができた後に受けた五十四歳のときの集団検診でも、異常はないとのことでした。

けれども、その頃から体調不良の日が多くなり、手が上がらなくなるようなことがありました。でもそれは、五十肩にでもなったのかしら、というくらいに思っていました。

ところが、体調不良が激しくなり、なんかヘンだ、どうもおかしいと思うようになって、総合病院でいろいろと検査をしてもらうことにしました。

もちろん、胸のしこりも気になっていましたから、この機会に外科でよく診てもらおうと申し出ると、担当の医師は触診とエコーの段階で、少しおかしいと思ったようで、さらにマンモグラフィーで調べることになりました。

その結果、しこり自体は二センチくらいのものだったのですが、その他にガンが腋窩《えきか》のリンパ節にも広がっており、乳腺に沿って花火状に散らばっている状態であることがわかったのです。

医師は、ひどく切羽詰まった様子で、

「すぐに手術しましょう」

と言いました。

両親ともにガンを患ったためか、そのとき、私には不思議に心構えのようなものができていました。

兄弟たちに相談すると、みんな手術に賛成であり、私はためらうことなく全摘手術を受け、リンパ節も三十個とりました。

それですっかり安心したのか、手術後はとても元気になったのです。

ところが、抗ガン剤治療が始まるや、とたんにげっそりしていきました。1クール受けると、精神的にも本当にまいってしまい、横になると、まるで奈落の底に引きずり込まれていくかのような感覚に陥りました。

ひどい副作用に苦しみながら、私は、

「ガンで死ぬことは甘んじて受けるにしても、このように抗ガン剤で苦しんで死んでいくのだけはいやだ！」

と、心の中で叫び続けていたのです。

2

退院後の検査で、白血球数が１０００を切ったため、無菌室に入らないいと言われました。でも、病院にいるほうがバイ菌に汚染されていやだと思った私は、家に帰りたいと医師を説得し、注射をしてもらって家で休みました。

ところが、翌日再び検査すると、白血球数はもとの数値に戻っていたのです。注射によって数値が悪くなったりよくなったり、こんなかたちで心身ともに翻弄されるのはごめんだと思い、もう注射もしたくないと申し入れました。ＣＴは定期的にとる約束をし、抗ガン剤の薬だけもらって、二年間飲み続けました。

そうして二年何カ月かたった頃、今度は鎖骨の下にしこりを見つけました。手術後は、寝返りを打つたびに手術の傷跡がピーッとこむら返りのように痛み、それで飛び起きることもしばしばでしたし、体の調子もけっしてよい状態とはいえませんでした。

そこで、再び病院に行って検査をすると、首のしこりは以前に摘出したガンと同じ種類の細胞だと言われました。さらに、造影剤を使ってCT検査した結果、大小さまざまなガンがあちらこちらに散らばっているのがわかりました。

「ああ、ついにこの日が来たか…。これで私は終わりになるのかもしれない」

そんな思いが頭をよぎりました。そんな私に、主治医は、

「手術をさせてもらえない以上、治療は抗ガン剤しかない」

と言いました。

そうは言われても、抗ガン剤によるあの苦しみを思うと、決心する気にはなりません。でも、夫から、

「それしか助かる道はない」

と説得され、主治医も、

「前ほど強いものは使いませんから」

ということで、しぶしぶ抗ガン剤治療を受けることにしたのです。

3

こうして予約の日取りも決まった頃、友人が誰かから野島先生のことを聞き、本とビデオを持ってきてくれました。そのビデオを見ていると、不思議に心が落ち着き、安らかな気持ちになれました。

私は若い頃、よく両親から、

「お前は、小さい頃からよく病気をして、死にかけたことも何度かあった。だから、生きてもせいぜい五十年がいいところかな」

と冗談半分に言われていたため、常に覚悟のようなものがあり、五十歳を過ぎてからは、

「これからの人生は、おまけなのだ。おまけの人生を生きられて、もうけものだ」

というような思いを抱いていたのです。そのせいもあってか、先生の話がなぜかスーッと自分のなかに入ってきたのです。

そこで、抗ガン剤の１クール目が始まる前日に、それまで一度もお会いしたことのない野島先生に手紙を書きました。その手紙には、自分の今後の治療の予定と、ビデオを見て感動したことへのお礼と、叶うならば先生の治療を受けたいということを簡単に記しました。

そうしたところ、抗ガン治療を受けはじめたころに、野島先生から電話をいただき、いつ来られますかと聞かれました。

私はすぐさま、のじま医院に行くと決め、先生にそのように伝えました。二〇〇二年十月三十日に家を出発し、翌日のじま医院に着きました。そのときすでに、私の体は抗ガン剤治療ですっかり衰弱していたため、主人におぶさるようにして、やっとの思いでたどり着いたのです。

そんな私を見るなり、先生は、

「あなたの心が汚いから、病気になったのですよ」

とおっしゃいました。

私は、本当にその通りですと、妙に納得しました。

治療は飛び上がるほど痛かったのですが、治療後は自分でも驚くほど元気になり、なんと主人の実家の墓参りまで済ませ、二泊三日の小旅行までして家に帰ったのです。

野島先生には、その後は、遠隔治療をお願いすることにしました。

4

そうこうするうちに、2クール目の抗ガン剤治療を受ける日がやってきました。そのとき私は、もはやダウン寸前で、これ以上こんな苦しみは味わいたくないと、きっぱり治療を拒否しました。このときは、さすがに主人も勧めませんでした。

十二月にのじま医院の予約が取れ、みんなが心配するなか、今度は一人で出かけ、駅前のホテルに泊まって治療をしてもらい、治療が終わると、一人で帰ってきました。

そのとき、体の中からなんともいえないエネルギーが湧き出すように感じられ、これからは野島先生の治療一本でいきたいと固く決心したのです。しかし、病院とは三カ月に一度は検査するという約束だけはしました。

二〇〇三年二月に、再びのじま医院で治療を受け、四月一日からは二週間入院しました。ただし、このときには、私のなかでちょっとした葛藤がありました。ほかの患者さんたちから、のじま医院ではとてもよく眠れると聞いていたのですが、最初の二、三日はほとんど眠れなかったのです。

どうして私だけ眠れないのだろう。私はここの治療に向いていないのだろうか。だったら、ここに入院する意味はないじゃないか。

そんな思いが頭をかすめ、ますます眠れなくなりました。

それ以前に、野島先生の講演会に参加し、先生に、

「私は、神経質で本当に困るんです」

と言ったことがあります。すると、先生は、

「この人は、頭が固くてどうにもならないんですよ」

とおっしゃりながら、フーチを回されました。すると、「治る」という言葉でものすごく大きく回りました。

そんなことがあったので、眠れないものの、なんとかなるという気持ちもありました。

のじま医院を退院した後、すぐに家には帰らず、少し湯治場に通い、その後、とても元気になって家に帰りました。

のじま医院に治療に行くたびに元気になって帰ってくる私を見て、家族は目を丸くしていました。

それでも、葛藤がなかったわけではありません。野島先生のところには、

乳ガンの患者さんがたくさん来ておられます。そのなかには、症状がひどくなられたり、亡くなられる方もいるのです。そういう話を耳にするたびに、私がそっちのほうに入らないとはかぎらないと、ひどく動揺して落ち込んでいきました。

また、元気になったことが嬉しくて、ついいろいろ新しいことをはじめたりしては、人間関係でくよくよ悩み、あるとき、夏バテ状態に陥ってしまったのです。おそらくそれやこれやが、私の中に新しい病気のタネを蒔いたからなのでしょう。検査に行くと、案の定、首のリンパ節に転移が見つかり、ああ、やっぱりと、愕然としました。

5

九月になって、のじま医院に二週間入院する予定だったのを、そのまま出水の旅館に泊り込んで、結局一カ月以上、治療に通い続けました。

そうして、いよいよこれで帰ろうかという日、先生のところへ挨拶に行ったとき、先生がこうおっしゃいました。

「都築さん、あなたには『自信』という波動が回っていますよ。自信とは、自分を信じることです。あなたには、自分で治す力があるのだから、信じたほうがいいですよ」

その言葉に、いろいろな思いが駆けめぐりました。同じガンの患者さんでありながら、治っていく人もいれば亡くなっていく人もいる。この違いはいったい何なのだろう。私は、はたしてどちらだろうか。先生からせっかくきれいなエネルギーをもらいながら、ずいぶんと無駄な使い方をしてきてしまったのではないか。私は、自分で自分を治す力があるということを、完全には信じていなかったのではないか。

そんなことを考えているうちに、そうだ、自分の力を信じて、やれることはなんでもやろう。自分が本来持っている免疫力をあげるために、できることはすべてやってみようと決意したのです。

6

私がまずやりはじめたのは、歩くということでした。毎朝一時間ちょっと歩くのです。歩いていると汗びっしょりになり、いろいろなことが見えてきました。はじめはいちいち着替えていたのですが、あるときから乾布摩擦を思いつきました。

食事も玄米に戻し、畑で作った新鮮な野菜で、毎朝ジュースを作りました。こうして少しずつ、自分が生かされている幸せをしみじみかみしめるようになっていったのです。

私は、いままで本当に間違った生き方をしてきました。自分をよく見せたいとの思いから、人間関係ではいつも無理をし続けていました。家族に対しても、自分がこうだと思うと、それを押しつけてきましたし、そうなるように働きかけてもきました。

外に向かっても、つねに頑張っている私、完璧な私を見せようと無理するあまり、つねに自分を緊張状態の中に置いてきたのです。結局、それに耐えられなくなった自分が、体のなかに病気をつくってしまったのです。そのことに、私はようやく気づくことができました。

実は、私は四十歳のときに鍼灸師の免許を取っています。若い頃は、社会をよくしようと理想を掲げ、仕事に邁進しましたが、四十歳のとき、このままでは社会は変わらないと、周りの反対を押し切ってスパッと仕事を辞めたのです。そして、さてどうしようかと、なんの気なしに受けた鍼灸学校の試験にパスしたというわけです。

いま、還暦を前に、私は新たな人生のスタートラインに立とうとしています。あの時に取った鍼灸師の免許が、もしかしたら私に第二の人生をプレゼントしてくれるかもしれないと思いながら。

その人にとって、一番快適に病気を治せる道というのは、必ずあるはずです。同じ経験に悩み苦しんだものとして、それをぜひ教えてあげたいと思っています。「治していただいた私」として、ぜひ恩返しがしたいのです。まずは隣の人から、と思っています。

末期の転移ガンからの、長く険しい道のり

田代久美（仮名）　姫路市　四十二歳　乳ガン

1

胸にしこりを見つけたのは、離婚調停の真っ只中にいた二〇〇一年十二月の朝のことでした。相手の家から荷物をいっさいがっさい引き上げ、子どもを連れて実家に逃げ帰ったのですが、子どもはその日のうちに連れ戻され、翌々日の朝、胸に違和感を覚えたのです。

それで、胸を見るとポコンとしたしこりがありました。それは、なんでこれまで気づかなかったのだろうと思うほど、大きなしこりでした。

これは大変と、慌てて地元の病院に行き、そこからすぐに兵庫県立成人病センターを紹介され、二〇〇二年一月末、乳ガンの温存手術を受けたあと、既定の抗ガン剤治療もすべて受けました。乳ガンの場合、世界的に標準治療というものがあり、選択肢がいくつかあるなかで、私は一番きつい治療法を勧められ、そのマニュアル通りに全サイクルをやり通しました。

あまりのきつさに、人によっては途中で強さを変えたり、まったく止めたり、いろいろ計画を変更するようなのですが、私の場合、幸い体力に恵まれていたのか、その年の六月、既定方針通りにすべての治療を終えました。そして、その後に放射線を二十五回照射しました。

ところが、八月の末、今度は胸骨の真ん中に違和感を覚えたのです。

えっ、もしかして骨転移！

と一瞬思いましたが、こんなにしっかり再発予防の治療を受けてきたのだから、転移などあるわけがないと思い直し、それでもやっぱり不安だったので、念のためということで、九月に予約外で診察を受けて採血をしたところ、主治医から、

「これだけきっちり治療してきましたし、おそらく大丈夫でしょうから、少し様子をみましょう」

と言われ、ホッとしました。

それにもかかわらず、血液検査の結果、CAがいきなり16（その病院では6・7以下を正常値としていた）に上がっていたのです。

その検査結果を聞いたとき、

「あれほどきつい治療に耐えながら頑張ってきたのは、いったい何だったのか」

と、目の前が真っ暗になり、胸がはりさけそうでした。

即刻、胸部レントゲン撮影と肝臓のエコー検査をしたところ、肝臓に転移が見つかりました。四センチのものが一個と、小さいものが二、三個ありました。

それを見た主治医からは、

「おそらく前から極小のものがあったのだろう」

と言われました。そうして、他の乳腺外科のドクターたちの意見として、手術から転移までの期間があまりにも短すぎるから、即抗ガン剤治療をしましょうとなったのです。

2

いずれにしても、術前検索をしていればわかったはずなのに、なぜしなかったのか、その理由を知りたくて、私は手術時の主治医にメールを送りました。その主治医は、私の手術をしたあと海外留学をし、いまも海外にいるからです。

その主治医からは、次のような返事がメールで届きました。

「あなたの乳ガンはまだ二期であり、術前の血液検査の結果、腫瘍マーカーの値もかなり低かったのです。このようなケースでは、術前に全身検索しても、遠隔転移が認められるケースはまずありませんから、行ないませんでした」

そう言われても、現にあったじゃないと、やるせない思いがこみあげてきました。しかし、いつまでもそんなことにこだわっているわけにはいきません。もう一度抗ガン剤治療を受けろと言われているわけですから、態度をはっきりしなければなりません。

「せっかく髪の毛が生えてきたのに、また抗ガン剤ですか。抗ガン剤を投与しても転移はあったわけだし、もう抗ガン剤はしたくありません」

私は、新しい主治医に向かって何度も訴えました。

抗ガン剤によって、髪の毛がゴソッと抜けることはわかっていました。それと同時に、十月になるとまた髪の毛が生えてくるということもわかっていました。再度、抗ガン剤治療をしたほうがいいということになったのは、髪の毛が生えてきて、ようやくかつらを外した、待ちに待ったその十月のことだったのです。

「それほどいうのなら、抗ガン剤はやめてホルモン治療からにしましょう」

主治医は、しぶしぶそう言って、抗ガン剤をあきらめました。抗ガン剤もいや、ホルモン治療もいやだとは、さすがの私も言えず、四週間で1クールの皮下注射を、2クール受けました。

ところが、これは効果がなかったようで、エコーで確認したところ、むしろガンの病巣は広がっていたのです。

それを見せられて、ようやく私も納得し、抗ガン剤に切り換えることに同意しました。

そして、二〇〇三年の九月半ばまで、毎週すべて日帰り入院で抗ガン剤治療を受け続けました。このときの抗ガン剤治療は、回数にすると四十二回にもなりました。

それくらいたくさん抗ガン剤治療をしたにもかかわらず、ガンはいっこうに小さくなりませんでした。大きくなるスピードを抑えることはできていたようですが、それもそのうち効いているのかどうかさえわからないようになり、それなら劇的に効く場合もあるからと、タケソールの単剤に変えたのです。

しかし、これもまったく効きませんでした。そこで、認可されたばかりのゼローダという経口抗ガン剤を併用することになりました。

その段階で、私は乳ガンに対して認可がおりている抗ガン剤は、全部やりつくしたといえます。

後にのじま医院で知り合った人に、抗ガン剤を何回したかと聞かれ、四

十二回と答えると、

「あなた、それでよく生きていたわねえ」

と、呆れるほど驚かれたものです。

3

のじま医院のことは、乳ガン患者のメーリングリスト「テディベア」の書き込みから知りました。そのサイトは、現在、患者や医療関係者も含めて会員が九百人くらいいます。そこに、

「友人のご主人が、スキルス性の末期の胃ガンで開腹手術したものの、手の施しようもないと言われたが、のじま医院に行くと、三日で治りました」

との書き込みがあり、その人を通じて野島先生のホームページを知ったのです。

その頃の私は、ガンが肝臓だけでなく骨と肺にも転移していました。一

般に乳ガンの転移しやすい部位としては、肝臓、骨、肺があり、最後が脳とされています。ですから、私の場合、残すところは脳だけとなったのです。

肝臓ガンもエコーをとるたびにどんどんどんどん大きくなり、半分カチカチに固まっているのが体の上から触ってもわかるほどにまでになっていました。

にもかかわらず、外見上はすごく元気に見えるらしく、病棟の看護師さんからも、

「私はあなたが患者さんだと知っているけど、他の人が見たら、誰かのお見舞いに来ているのかしらって思っちゃうわよ」

とからかわれたほどです。

でも、実際は違いました。半日動くと疲れてしまい、翌日は寝たり起きたりの状態だったのです。

八月、まだ抗ガン剤治療は続いていましたが、のじま医院にはメールで、このような状態なので、一日も早く診てほしいとお願いし、翌日電話をしたところ、九月の二十日から二十八日までなら、コンテナ・ハウスに泊まれるということになったのです。

そこで、さっそく送っていただいた本を読み、ビデオを見て、のじま医院のホームページの日記をひたすら読み続けました。

そうして、先生のおっしゃることすべてに、

「ああ、そうだった。ほんとうにそうでした」

と、いちいちうなずいていたのです。

4

私の場合、「隣の人」とは主人ではなく姑です。結婚するときから私のことを気に入らなかったようですが、最初は別居していました。それが、子

どもが一歳くらいのときに、夫の父の舅《しゅうと》と姑とが、同時に入院し、姑が先に退院したのです。

そこで、その姑の面倒をみるために、やむなく同居することになったのですが、そのとたんに姑の「言葉の暴力」が始まったのです。その「言葉の暴力」は、それはそれは凄まじいもので、工事用のドリルでドドドドーッと穴をこじあけられるほどひどいものでした。それは、私に向けてのものばかりでなく、私の実家の両親や兄弟、親戚にまで向けられたのです。

そのうち、なんの根拠もないのに、子どものことも、

「ケンタはあんたの子どもやあらへん」

とまで言われるようになりました。それがくどいやらしつこいやら、エスカレートするいっぽうでした。

とうとう我慢しきれなくなり、子どもを連れて実家に逃げ帰ったところ、子どもはその日のうちに父親のもとに戻されてしまいました。

それからは、子どもに会わせてもらえず、退院したあと行なわれた家裁の離婚調停の結果、会うには会わせてもらえるようになったのですが、子どもは姑から相当に私の悪口を吹き込まれていたようで、私を見るなり、

「おかあちゃんは、おばあちゃんをいじめた。おばあちゃんの世話をなにもせえへんかった。おじいちゃんの世話もなにもせえへんかった」

と言って、私から逃げ回るのです。

子どもと会えたものの、そんな有り様で、それも五分か十分程度で、私は家に帰るなりトイレで号泣しました。そして、亡くなった父の墓参りに行っては、

「お父さん、ケンタを返して、返して」

と、墓石にしがみついて泣き叫んだものです。

そんな精神状態でしたから、急激な転移があって当然だったと、いまになっては納得できるのです。

その後、離婚成立の要件として、月二回の面接交渉を明文化してもらいましたが、履行はされていません。やっと会えても駐車場でほんの十分といった感じで、あるときなどは車から降ろしてもらえませんでした。

それにもかかわらず、実家に帰れば、子どもの様子を根掘り葉掘り聞かれて、どんなに辛かったかしれません。おばあちゃんに子どもをとられた、おばあちゃんに子どもをとられたと、うわ言のように恨んでばかりいました。

私はなんのために結婚したんだろう、舅と姑の病院通いの世話をしたあげく、たった一人の子どもをとられて、なんて不幸なんだと思った矢先にガンになり、苦しみに耐えて抗ガン剤も全部して、さあ、これからと思ったときに転移がわかり、もうさんざんだ、私の人生はなんなのよと嘆くばかりでした。

一時は、こうして救われないままこの世を去るのかと思っていた私ですが、救いというものは本当にあるのですね。野島先生とのご縁は、まさしく天からの授かり物です。

5

先生の本を読み、ビデオを見て、ＣＤを聴きながら、私はいつしか、本当にその通りだと思うようになっていきました。姑は姑で私を憎むことで病気になり、私は私でそんな姑を恨むことで病気をつくっていたことに、ようやく気づくことができたのです。そのとき、スイッチが切り替わったように、そうだ、姑を恨むのはもうやめようと、意識がスパッと変化したのです。

二〇〇三年九月二十日に、のじま医院の前のコンテナ・ハウスにたどり着いたのですが、その日は土曜日だったため、診察を受けたのは翌々日の二十二日（月曜日）になりました。

最初の診察で、野島先生は、

「あなたのガンは、ここに来る前にもう治っていましたよ。正確に言えば、治る準備ができていました」

とおっしゃいました。そして、

「あなたが誰かに触ると、その人が温かくなりますよ」

と続けられました。

そこで、付き添ってきてくれていた母に触ると、母は本当に温かくなったと言いました。

翌日の二十三日は、火曜日だったのですが、秋分の日で、のじま医院はお休みでした。それにもかかわらず、たくさんの患者さんが、ひょっとしたら先生に診てもらえるかもしれないと廊下で待っていたので、先生は夕方から診察をはじめられ、私も運良く診てもらうことができました。

そのとき、先生から、

「もし相手をどうしても許せないのなら、その人の幸せと健康を祈るだけでもいいのですよ」

と言われ、私はハッとしました。

自分では許したと思っていたけれども、本当に許しているのかどうか、自分でもよくわからない。それだったら、姑の健康と幸せを祈ろうと思い直し、翌朝祈ってみたのです。

すると、ちょっとした変化が見られました。その日、病院の駐車場から病棟までの階段を上るとき、前日とは打って変わって足どりがとても軽くなっていたのです。祈るだけでこんなに違うのかと思った私は、その日以来、毎日祈ってばかりいました。

また、先生のホームページの日記に、

「あれこれ思い煩う思考が、悪なのです」

と書かれているのを見たときも、ハッとして、ああそうなのか、もうこれからは思い煩うのをやめようと思いました。

そう思うことによって、またスイッチが切り替わったのでしょうか、体調がどんどんよくなっていったのです。本に載っていた野島先生のサインを、三十枚ほどコピーして、布団の下に敷きつめて寝たりもしました。

そうして、とうとう入院の最後の日になったのですが、私は持参していた経口薬の抗ガン剤を、のじま医院のごみ箱に全部捨てました。

家に帰ると、その後は、体がうそのように楽になりました。私は嬉しくて、淡路島にたった一人で一泊二日のドライブに出かけたのですが、ぜんぜん平気でした。

6

しばらくのあいだ、体はよい方向に向っていたのですが、二〇〇四年一月に、両方の胸が突然痛みだしました。そこで、私は慌てて新幹線に飛び乗りました。九州に着いてから予約外で診察をお願いしようと思ったのです。そうして、博多駅に着くと、まず最初に電話で遠隔治療を頼みました。

自分では気づかなかったのですが、その頃は自分の意識が母の宗教に反応していたようなのです。

先生は、次のようにおっしゃいました。

「あなたは、お母さんがしていらっしゃる宗教を、いやだ、いやだと思っているから、体がそれに反応して悪くなったのですよ。いいじゃないですか。お母さんの好きなようにさせてあげなさい。お母さんは、それで心の平安を保っていらっしゃるわけだし、あなたのためによかれと思ってしてらっしゃるのですから。あなた自身が、そういうことに動じないようになればいいんですよ」

私は、つっかえていたものがストーンと腑に落ちたかのように、先生の言われたことがよくわかりました。すると、不思議にもあれほど苦しんだ胸の痛みもとれ、体がどんどん楽になっていったのです。

博多駅をあとにして、のじま医院にたどり着いた私に、先生は、

「もとのご主人の幸せも祈りなさいよ」

とおっしゃいました。

ああ、そうだった。私は、姑に対する悪感情を、そのまま主人に返してきていた。私もひどいことを言っていたのね、ごめんなさい、ごめんなさいと、何度も繰り返しているうちに、涙があとからあとから溢れてきました。

それを見て、先生はこうおっしゃいました。

「それでいいんですよ。そうやって気づいて、悪かったなあという涙を流していくことで、病気は治っていくのですよ」

そうして、来たときには「治った」では回らなかったフーチが、なんと帰るときにはしっかりと回り出したのです。体は本当に楽になり、いまあ

ることの状態が幸せなのだと心から思えたのです。なにか特別なことがなくても、いまここにいるそれだけで十分に幸せだと思いました。それ以来、母のしている宗教も、あまり気にならなくなりました。

7

その後、病院の検査は受けていません。野島先生のところに来る前は、上からみても腫れがわかるほどカチカチだった肝臓ですが、コンテナ・ハウスに泊まって帰ると、患部が軟らかくなっていました。

本当は、翌々日に日帰り入院の予約があったのですが、キャンセルしました。その後、主治医の外来診察日に出向いて、お礼かたがた抗ガン剤をやめたいと申し出ますと、それも一つの選択肢だなあとおっしゃり、意外とあっさり受け入れてくださいました。

二〇〇三年の夏には、友人の紹介で東京の病院を訪ねたことがあります

が、そのとき診ていただいた医師は、

「よくまあ、あれで…生きているなあ」

と言いたそうな表情をしていました。

十二月末、再び病院を訪れると、顔色もよく元気そうな私を見て、さすがに主治医は驚いたようでした。

「末期の転移ガン患者が、抗ガン剤をやめて三カ月も経つのに、腹水もたまらず黄疸も出ていない。…なぜだ?」

と思われたのではないでしょうか。

「いったい何をやっているの?」

と聞かれたので、私は、ちょうど野島先生の一番新しい本を持参していたこともあり、

「これです」

と渡してきました。野島先生にこのときのことを話すと、こうおっしゃ

いました。

「それは、とてもいいことですよ。大事なことです。抗ガン剤治療をしなくても治るということを、西洋医学オンリーの医師たちに知らせることができたのですから」

そして、一度検査をしてみてもいいでしょうとおっしゃいましたので、二週間後には、肝臓のエコーと血液検査をしてもらおうと思っています。

先日、のじま医院で知り合った患者さんが、次のように大変嬉しい言葉をかけてくださいました。

「数カ月前まで末期ガンだったあなたが、いまこうして元気にしている姿を見せていただくだけで、私たちは本当に励まされるのですよ」

この言葉を聞いて、こんな私でも、してあげられることはあるのだと嬉しくなりました。

そうして、いまあることを幸せに感じながら、私は、いまは姑に感謝しています。あの頃は、なぜ私ばかりがこんないばらの道を歩かなければいけないのかと、さんざん嘆き悲しみましたが、いまとなれば、そのいばらの道も、私には必要だったのだろうと思えるようになったからです。

現在、週二日だけアルバイトをしながら、母と二人暮らしをしている私ですが、もとの夫と姑、そして子どもの健康と幸せを、毎日祈っています。

心の奥に秘めていた大きな悲しみに気づいて

今井みどりさん（仮名）　京都府　四十八歳　乳ガン・骨転移

1

二〇〇〇年十二月、日赤病院で乳ガンの骨転移と診断されました。しかし、しこりがあるのはとっくに気づいていましたし、すでに足の付け根にも痛みがありましたので、おそらくそこに転移もしているだろうと思っていたので、驚きはありませんでした。

それに、私はその二年前に腎臓ガンで母を失くしており、母もまた同じところが痛いと訴えていましたから、今回その同じ場所が痛いと感じたとき、ガンの転移かもしれないと直感したのです。

ただし、いくらガンだと言われても、西洋医学での治療は絶対に受けたくないと思いました。母がガンになったとき、自分なりにいろいろ勉強して、西洋医学ではガンは治らないと思っていたからです。それは、一緒に暮らしている姉も同じでした。

ですから、へんな話ですが、母がガンだとわかり、すでに手遅れだと言われた時には、

「ああ、これで手術をしなくてすんだ」

と、かえってほっとしたくらいでした。

その母は、痛い思いをすることもなく、平成十年に亡くなりました。

2

足の付け根に転移しているとわかったとき、まず、姉が知り合いの人を通じて、慶応病院の近藤誠先生にコンタクトを取ってくれました。近藤先生の書かれた、抗ガン剤ではガンは治らないといった内容の本（『患者よ、がんと闘うな』）を読み、その治療法に私も姉もとても共感を持っていたのです。

姉が電話すると、先生はすぐに応じてくださり、

「乳ガンは診てみないとわからないけれど、足の方は放射線で治るのではないかと思います。とにかく、そこの病院から資料を受け取って、すぐにいらっしゃい」

と言ってくださいましたので、姉に付き添われて駆けつけました。

診ていただくと、乳ガンは四、五センチくらいにまで大きくなっていて、すでに温存する限界を超えていることがわかりました。でも、先生はもと

もとガンは治らないとの考えですから、「あなたがそのままでよいと思うのなら、それでいいんじゃない」という感じでしたので、私としては渡りに舟で、「ではそうさせていただきます」と答えたのです。

ただし、足の付け根には放射線を二十回ほどかけました。ですからその間は、週末だけ京都に帰り、月曜から金曜までホテルに宿泊しながら病院に通ったのです。こちらの方は幸いなんら副作用もなく、痛みも消えました。そこで、二〇〇一年の一月末に、先生が、

「おそらくこれで大丈夫でしょうから、もう京都に帰ってもいいですよ」

と言ってくださったのです。

3

京都に戻ったものの、さて、これからどうしようかとなり、試行錯誤をするうちに、玄米菜食療法（マクロビオティック）を知り、三月の初め頃

から実行しました。

体の調子もよかったので、『完全治癒の記録』とか『幸せはガンがくれた』など、姉がインターネットで調べて、これはと思うものを次々に購入しては私に勧めるものですから、ひたすら読書に明け暮れる毎日でした。ただし、姉が私に本を渡す際には、必ず自分が先に読み、問題ないと判断したものだけでした。

そういうなかで、ガンは自分自身がつくったものだと理解できるようになり、それならばガンをつくった意識とまったく逆の方向に自分の意識を変えたならば、ガンは治るのではないかと思うようになりました。

そのために私は、これまでずっとしてきたこと、自分がよいと思ってやってきたことを一つひとつ思い出しては、自分の性格とか仕事のやり方とか人への接し方について、細かくチェックするという作業をしていきました。

私は、東京に二十年間も住み、結婚もせず好きな仕事に没頭してきた人間です。忙しい毎日でしたが、自分なりに充実していると考え、本当に一生懸命やってきました。たまには立ち止まって自分を振り返る、などという時間はまったくないような生活を送っていたのです。

ですから、病気になってこうして自分自身と向き合う生活をするのは、はじめての経験でもありました。そうして、いっぽうでは玄米菜食療法も続け、それから一年半くらいは痛みもなく調子のよい日々を過ごしていたのです。

4

そうしたところ、二〇〇三年のお正月あたりから、腰に痛みが走るようになりました。玄米菜食療法の指導者に相談すると、

「これはガンの痛みではないので、転移はしていません」

と言っていただき、安心しました。

私自身も、これだけ自分を見つめる作業を続け、食事療法も同時並行で行なっているのだから、悪くなるわけがないと思っていましたし、不安もあまり感じていませんでした。

しかし、痛みは繰り返し襲うようになり、背中まで痛みだしはじめました。そして、五月になると、なんと痛みのためにトイレで倒れ、そのまま十七時間もの間トイレで動けなくなったのです。

でもそのときでさえ、私も姉も、救急車を呼ぼうとは思いませんでした。呼べば病院に缶詰めにされるし、そうなればもう終わりだと思ったからです。姉が買ってきた市販の痛み止めで痛みもおさえ、なんとかベッドまでたどり着きました。

それからは、ベッドで寝たままの生活になりました。そのとき、不思議なことに宿便が一カ月くらい出続けたのです。玄米菜食糧法で、多少断食のようなことをしていたせいもあったのかもしれませんが、とにかくそれ以来、立ち上がって動けるようにまで回復したのです。

でも、痛みの方はけっこうあって、その頃は背骨の方まで痛むようになっていました。そこで、再度近藤先生に診てもらいたいと、座薬で痛みをおさえながら、やっとの思いで慶応病院まで行きました。七月のことです。

すでにガンは、そこいら中の骨に転移していました。それでも先生は、いまの段階では命に別条はないし、骨折をする状況でもないとおっしゃいましたし、放射線治療もいやでしたので、まだ我慢できますからとモルヒネ投与も断り、京都に戻りました。

そのようなことをしているなかでも、もっとよい方法があるはずだ、治す方法はあるはずだと思い続けていました。

そうして、野島先生の本に出合ったのです。

姉は、野島先生の本を読むなり、

「これはすごい。お父さんと同じことを言っている」

と、興奮して私に差し出しました。私は、野島先生の本をまとめて何冊か一気に読みました。

実は、私の父は、明治十七年生まれのお坊さんで、私はその父が七十二歳のときに生まれた子どもなのです。父は昔から、神は自分自身であり、自分を救えるのは自分なのだと言っていました。もっとも、小さかった私に、そんな父の言葉が理解できるはずもありませんでしたが、ともかく私たちは、そう言われながら育ってきたのです。

かつて、父が若い頃に修行していたお寺に、私もまた一年間くらい通ったことがありますが、そこの老師がやはり、

「すべては一つです。自分と相手の間に垣根をつくるから辛いのですよ。すべては一つなのだから、あるがまま、そのままでいいのですよ」

とおっしゃっていました。

ですから、私自身、父や老師の言葉をどこかしら心の拠り所にしてきた部分が確かにあったと思います。

5

野島先生の本を読んだ瞬間、ああ、私にはもうこの人しかいないと思いました。野島先生の本もホームページもすべて読み、その上で、ガンはやはり自分の意識がつくったのだと納得できた私は、今度は、怒りや憎しみなどマイナスの部分について、あらためて自分自身をチェックしてみました。

そうやってから、はじめて電話で予約を入れたのです。予約がとれたのは三月でしたが、不思議なことに、そのとたんに体がすごく温かくなり、冷えから解放されていきました。

ところが、二〇〇四年一月の中頃から、なぜか急に体調が悪くなり、痛みも強くなり、どうにもならなくなって、電話で遠隔治療をしていただきました。

実は、このとき先生から、

「あなたのお父さんの幸せを祈りなさい」

と思いがけない言葉をかけられたのです。

私も姉も、本当にびっくりしました。お父さんの幸せを祈れなど、いったいなぜ？　と思ったのです。

なぜなら、私にとって父は愛情の対象でしかなく、憎むなどありえないと思っていたからです。

ところが、翌日も遠隔治療をお願いすると、やはり先生は父のことを訊ねられるのです。なんだろう、なんだろうと思ううちに、私はとうとう痛みのあまり、動けなくなってしまったのでした。

急遽、姉が先生に電話して事情を話すと、

「とにかく、すぐにここにいらっしゃい。もし妹さんが無理なら、お姉さんだけでもいらっしゃい。ここに来ればわかりますから」

と言われました。

姉はすぐさま出発し、夕方にのじま医院に着くと、エネルギーを入れてもらい、フーチなどで波動を調べてもらいました。すると、

「意識のなかに、まだ何かありますね」

と先生は言われたそうです。

あとから知ったのですが、このとき私はあと三カ月の命だったそうです。それは、私自身うすうす感じていたことでもありました。四月は私の誕生日ですが、その頃までに私の命は終わってしまうかもしれないという予感のようなものがありました。

だからこそ、私はなんとしてでも野島先生のところに行かなければと思ったのです。

これも先生のお導きだったのでしょう。大雪でキャンセルが出て、突然、二週間の入院が可能になったのです。

のじま医院にたどり着いた私を見た人は、死神が来たと思ったのではないでしょうか。それほど私はひどい状態だったのです。

二月一日に入院してから十日が過ぎて、いまようやく楽になってきたところです。痛みはまだまだありますが、毎日使う座薬の量も半分に減りました。

6

姉と私は六歳違いですので、その分姉はまだ元気な頃の父の姿を見ています。でも、私にとっての父は、最初から老人でした。父親というのは、二十代からはじまって、三十代だったり、四十代だったりしますよね。そして、祖父というのが、五十代、六十代、七十代です。私の父は、私が物心ついたころには、七十代の後半、八十歳に近かったわけです。ですから、歩くときもゆっくりゆっくりで、杖をつきながら私の後ろからついてくるといった感じで、父と私のいる風景のなかには、いつもどこかに〈死〉の影のようなものがありました。

父と一緒にいるときはもちろんのこと、父がいないときでも、父はそう遠くない将来に死んでしまうということを、心の深いところでいつも意識していました。物心ついたときからずうっと、父の死に対する不安を感じての生活だったのです。

私はいつも父を気遣い、できるだけ優しく優しく振る舞いました。そのようにしているときは、それが私にとって、実はとても大きな悲しみであったということに、まったく気づかなかったのです。

そのことを、私と姉とに気づかせてくれたのが、野島先生です。そのことに、はじめて気づいたとき、私も姉も涙が止まることがありませんでした。私のこれまでのすべてのことが、恋愛も含めてすべての人間関係が、この一つの思いに通じていることに気づいたのです。

それは、周りの人を失いたくないという思いへの、異常なほどの執着です。悲しい思いをしたくない私は、何も失いたくない私は、そのためにいつも必死でした。相手に気に入られよう、自分をよく見せようと必死になるあまり、うんざりされるほど尽くしてしまうのです。そのくせ、こんなにしているのだから、私から去らないでとの思いに縛られているのです。

7

恋愛では、相手が他の女性と遊んでも、そのときは許してしまっておきながら、あとで猛烈に憎むのです。相手を責め、悪者にして、そうやってひとり相撲ばかりとってきたのです。

仕事もそうです。相手がもういいというくらい、一生懸命にやりつくすのです。ネコも飼いましたが、死んじゃうのではないか、外に行ったら帰って来なくなるのではないかと思うと、心配で外に出せないのです。そのためネコに紐をつけて散歩していたのです。

母を失くしたときも、ショックからしばらく立ち直れませんでした。その母は母で、父を失くしてからというもの、私たちまで失いたくないとの思いが異常に強くなり、お互いにがんじがらめの尋常でない母娘関係、共依存とでもいうべきものが、築かれていったのです。

ですから、母を失くしたあとは、恐怖で押しつぶされそうになり、食事もとれずガリガリに痩せてしまいました。

それやこれやが、すべて父との体験につながっているのだということに、私はようやく気づいたのです。怒りとか憎しみというのは、それなりに気づけるものですが、心の奥底の悲しみとか不安というものには、人はなかなか気づかないものなのですね。

8

先生の治療は、のけぞり悲鳴をあげるほど痛くて強烈なのですが、九日目あたりから、少し余裕が出てきたかなあと感じはじめました。そのとき、先生がこうおっしゃったのです。

「あなたはきっと、どこまで痛みに耐えられるか、やってみたんですね」

ああ、なるほどと思って黙っていますと、先生は、

「でも、あんまりやりすぎて、もうちょっとで棺桶のなかで丸くなるところだったね」

とおっしゃったのです。

さらに、先生はこうもおっしゃいました。

「ここに来れてよかったでしょう。遠いとか痛いとか言っていても、来ようと思えば来れるのですよ」

そうだ、私は本当に死ぬ寸前までいったんだと思った瞬間、これまで自分がいかにいい子を演じ続けてきたか、人に嫌われたくなくて、いい子だと思われたくて、尽くしに尽くして、我慢してやってきたかという思いが一気に溢れ出て、部屋に戻った瞬間、涙があふれ出てきました。するとどうでしょう。あれほど辛かった肩が、ストンと楽になったのです。

翌日、それを先生に話すと、すごく喜んでくださり、

「これからは、あなたの経験を話してあげればいいんですよ。間違ったことをやってきた人でないと、間違っているものをわかることができません。あなたはそれだけ悪いことをしてきたのだから、これからはそういうことがよく見えるはずです。だから、それがわかったら、ただ話してあげればいいのです。批判してはだめですよ」

と言ってくださいました。

また、先生は、しこりの部分のガンはないし、固いところもいずれ治るとも言ってくださいました。そこで、私が、

「先生、じゃあ、あとは骨だけですね」

と言うと、

「うん、でもそれも、もうよくなっているよ」

と、嬉しい言葉を返してくださったのです。

それだけで、もう十分ですよね。だから、これだけやったのだから病気は治るだろうなどという気持ちは、もう捨てようと、さっき思ったところです。

そんな無理をしなくても、必要なときには、先生がまたヒントをくださって気づかせてくれるだろうと思っています。

※取材のあと、今井みどりさんのお姉さんである智恵さん（仮名）から、

のじま医院あてに手紙が届きました。身内にガンで苦しんでおられる方のいらっしゃる読者の一助になればと、ご本人の許可を得て以下に紹介させていただきます（取材班）。

☆今井智恵さん（仮名）からの手紙

わたしは、四十年前に父を亡くし、六年前に母をガンで亡くしました。そして母を亡くした二年後の暮れに、今度はたった一人の肉親である妹の乳ガンから骨転移〔一カ所〕が発覚しました。

即手術をしなければ死ぬ、と脅かされましたので、温存療法を専門とされるA医師の診断を仰いだところ、温存療法も無理な状態なので、乳ガンはこのままにして、骨折の恐れがある骨転移のところだけに放射線をかけることになりました。三年前の一月のことです。

そして、三月にマクロビオティックの食事療法と出会いました。

最初の二年間はすこぶる順調でした。それが、昨年の一月ごろから崩れ出し、腰痛が激しくなってきました。すわっ、転移！　と心配しましたが、マクロビオティック指導家のB先生からは、九〇%排毒だと思います、大丈夫ですよ、と言われ、妹の様子も痛み以外はすこぶる元気なので、排毒の終わる日を待ち続けていました。

ところが、ますます腰痛がひどくなり、四月ごろには背中痛も現れ、やがて肋骨から足の付け根まで、どんどん痛みが広がり強くなっていきました。

それで、紆余曲折あって七月に検査しました。結果は、頭から太ももまで全身に十カ所近く骨転移をしていました。妹は、B先生の食箋を完璧と言っていいくらい実行してきた優等生でした。だから、これだけ完璧にやってきているのだから悪くなるはずがないはずなのに、ますますひどい状態になってしまっていたことで、わたしたちもショックでしたが、B先生もショックだったと思います。

でも、だからといって、ガンの養生には身心のバランスが大事なのだから、身はマクロ食で、心は禅で、との信念を持っていたわたしは、あるがままを受け入れて今までどおりやっていくしかない、と改めて決意しました。

ところが、先生から、初心に戻って食事を陽性に締めていこうと言われて、ますます気を引き締めようとするわたしに、妹が、これ以上陽性にするのはいやだ、そんな陽性ばっかり食べられないと言い出しました。マクロに入った頃は、陰性に偏っていた身体を陽性に持って行く作業だったので、陽性のものがとても美味しく感じられ、身体もどんどんよくなっていったが、陽性になってくると、今まで美味しかったものが逆になり、食養されるものを無理やり食べるようになってきたので、ストレスがたまって身体の具合も悪くなってきているように感じられる、マクロのおかげで身体自体は整ってきているのだから、そろそろ自立して、自分の身体に聞きながら本当に身体が求めているものを食べていきたい、と言うのです。

妹は、もともとマクロ的な食事が好きという変わり者で、乳ガンの原因と言われる乳製品とかお肉とかの動物性食品は、大人になってからもそれほど摂って来ていませんでした。ですから、妹の場合は食事のせいでガンになったとは最初から思えないところがありました。

ただ、若い頃から病気ばかりして、手術をしたり薬漬けだったり放射線をかけたりの影響で、身体が陰性になっていたのは確かだろうと思います。とにもかくにも、マクロでいうところの食の原因も当てはまらず、マクロの手当ても一切効かず、といった状況のなか、ご指導いただいたB先生も、こんな特殊なケースは初めてです、分かりません、と、正直に思いを伝えてくださいました。それでわたしたちも、以上のような思いを正直に伝えることができました。

それまでの三年近く、食の見直しとともに、心の見直しを妹と二人で丹念にやってきていました。なぜガンになったのか。いろいろな原因に思い当たり、反省と感動の日々をいただいていました。にもかかわらず、よくなるどころか、ますますひどい状態になってきてしまっていたのです。いったい、これはどういうことなのか、この痛みはわたしたちに何を伝え、何を教えようとしているのか、と考え続ける日々、去年の7月末だったと思います。本屋さんで、『意識を変えたらガンが消えた』という本が目に飛び込んできました。

それは、鹿児島県の出水《いずみ》市にある「のじま医院」の野島政男院長（外科医）が取り組んでいるエネルギー療法で治ったガン患者たちの体験談でした。

患者が野島先生からまず言われることは、「あなたの意識が悪いから病気になったんですよ」。そこでたいがい、カチーン！　と来るらしいのですが、「自分でつくった病気なんだから、自分で治せます。わたしはそのお手伝いをするだけですよ」と言われ、「隣の人を許しなさい」と言われるそうです。隣の人とは、妻であり、夫であり、母であり、父であり、つまり自分の一番近くにいる最も関わり深い人のことです。そう言われて「ハッ！」と気づき、何と一回の治療を受けただけでガンが消えてしまった人もいるそうです。

なかなか気づかない人には、あるいは「とてもじゃないが許せない」人には、「その人の幸せを祈ってあげなさい」と言われるそうです。そうやって「許せないもの」が消え、意識が変わって治った人たち二十数人の生の声を読んで、すこぶる勇気と励ましをもらいました。なぜなら、ここには、これを止めろとか、これをやれとか、化学療法も含めて、「ガンを治すために外から取り入れなければならないもの」が一切なく、ただただ、自分の意識を変える、それだけ、というのですから。

もっとこの医師のことを知りたい、直接書いた本を読んでみたいと思い、最初の本『病気を治すには』から『意識が病気を治す』『病気を治す意識の処方箋』といった本をインターネットで取り寄せました。そして、六十歳になられるこの野島医師も、現代医療の矛盾にぶつかり、マクロにたどりつき、しかしその限界にも気づき、「気」に行き着いて、独自のエネルギー療法を見出して、今にいたっていることがわかりました。最も共鳴したことは、「すべてが自分だから、すべてがつながっていて、すべてがひとつである」と言われておられることで、一番ガン！　と来たのは、自分が発したマイナス感情（怒り、悲しみ、憎しみ、恨み、嫉妬、羨望、罪悪感、卑下etc.）は、自分に返ってくるということでした。

また、たとえ九九％自分が正しくて他者が間違っていても、自分＝他者ですから、非難すればするほど、自分を苦しめることになる、だから、どんなことも許すしかないのだ、そしてどうしても許せないときには、その他者（＝自分）の幸せを祈りなさい、と。

確かに、相手がバカなことをすればムカッとします。ところが、相手に腹を立てているのに、そのときの自分の身心も血が濁ってとても不愉快な状態になっています。ですから、どのようなマイナス感情も、外に出せば発散できるからまだ救われるでしょうが、内に押し込めてしまうとドンドンうっせきして、やがて病気になるというわけです。

善人にガンが多いと言われていることについては、『病気を治すには』の百二十頁に、「つまり、善人やお人よしは、日ごろは人にやさしく、思いやりがあって、誰からも尊敬され好かれていますが、本人の内実は、嫌なことも、悔しいことも、怒りを感じることも、何でも表面には出さずに押し殺しているのです。このような我慢や抑圧が積もり積もって、エネルギーがマイナス方向に傾いたまま、波動が低下していたために、ガン細胞が生じたのです。善人にガン患者が少なくないというのは、そのせいだろうと私は考えています」とあります。

わたしたち姉妹の場合、わたしなど、もしかしたら妹以上に他者へのマイナス感情に支配されてきたかもしれません。そんな自分がつくづくと嫌になり、座禅修行に入ったわけですから。それなのに、なぜ妹がガンになってわたしがならなかったのか？　と考えると、わたしは「いい子」ではなかったからだと思います。もっと正確にいうと、「いい子」にはなれなかったのです。自分のいいところも嫌なところもほとんど出しっぱなしでやってきたので、いつも周りを振り回していました。それで、こんな自分を何とかしたい！　というのがわたしの切なる願望となったのです。

それにくらべて妹は、わたしから見るとわたし以上のわがままに見えていたのですが、本人にはわがままという意識はなく、ずっと我慢してきた、というのですから、びっくりしてしまいました。それが、実は、人に気に入られたくて身を粉にして尽くす「いい子」を演じ続けてきた、という身勝手さだったということに、つい最近やっと気がついたようです。亡くなった母は、もっと独善的で、「自分ほど正直で素直な人間はいない。そういうわたしを怒らせるのだから相手が悪い」という論法でしたから、いつも何かに怒っていました。でも、あれだけ自分の感情を出しているのだからストレスが溜まるはずはなく、まずガンにはならないな、とひそかに思っていたものでしたが、甘かったようです。

母は、怒りは出しましたけれど、悲しみは一切出しませんでした。母の日記を読んで、これほどまでに悲しみを抱え込んでいたのかと、心中が偲ばれ涙しました。怒りの裏には相応の悲しみが、悲しみの裏には相応の怒りが隠されているのですね。

『意識が病気を治す』二十八頁には、「もともと病気というものは、有形無形にせよ、存在していません。初めから病気があるわけではないのです。それでも病気になるのは、自分の思いや行ないや言葉がいけないからです。考え方、生き方が間違っているからです。『見えないものを信じることができない心』『人間として生きる心』が一番悪いのです。では、悪い感情、悪い心は、どうして生じるのでしょうか。まずは、わがままから生まれます。人のことを顧みず、自分中心に物事をとらえたり、考えたりするわがままな性格や習い性が病気の遠因ということになります。そのような習性を身につけてしまうと、波動＝エネルギーがマイナスに働きます。実際にはエネルギーにはプラスもマイナスもありませんが、ここでは何事にも自分勝手なエネルギーを便宜的にマイナス・エネルギーといっておきましょう。このマイナス・エネルギーに支配されている心のことを、汚い心といいます。その蓄積が病の原因となります」とあります。

つまり、わたしたちの場合、たとえば、妹がわたしに気に入られたくて一生懸命に尽くしたとしても、それは妹の勝手であり、またせっかくの好意も、わたしが望んでいるものでなければわたしの喜びとはならないから、感謝の心も湧かないわけです。いや、むしろそうした押しつけを迷惑に思うくらいでしょう。すると、「なぜこの好意がわからない、なんという自分勝手なやつなんだ」という怒りが妹に湧き上がるのも自然な成り行きです。また、お姉ちゃんから頼まれれば「イヤ」と言えない妹は、我慢してしぶしぶ姉の依頼事をやります。でも、イヤな顔はしないように努力しているから、姉にはその素顔が見えません。姉からすれば、妹が我慢してやってくれているなんて思ってもいないわけです。

でも、どうしても我慢できないくらい嫌なことを頼まれると、さすがに我慢できなくなって、「イヤ!」を表現するのですが、ギリギリの状態でイヤ! を伝えるのですから必死です。怒りを爆発させて抗議し、そして必ずといっていいくらい、その後、身体の不調を訴えるのです。わたしはびっくりしてオロオロします。そして、「自分が気に入らないと具合が悪くなる、身体を使って相手を責めるなんて、なんてイヤラシイ」という怒りがムクムクと湧いてくるのです。振り返ってみると、こうしたことの繰り返しだったように思います。

「いい人」を演じていることを自分で知っていれば、こんな自分をなんとかしたいと発心することも可能でしょうが、妹のように「いい人」を演じていることに気づかない「いい人」、本当に自分はいい人だと思い込んでいた母のような「いい人」の、自分勝手な好意、それをわがままと気づかない自己中心さほど厄介なものはないかもしれないと、今でこそ思います。

それやこれやで、野島先生の本を大変共感を持って拝読しました。もちろん、妹も読んで共感しました。また、先生から出ているエネルギー波動を確かめるための実験についても書かれてありましたので、早速やってみました。それは、先生の本とかホームページをコピーしたものや、「野島政男」と書いた紙の上にコップに注いだ水道水を置いて、他との味を比べてみるというものです。意識の波動が水に転写されることは、江本勝さんの『水からの伝言』という写真集にも明らかです。

そこで、水道水の入ったコップを三つ用意し、①一つは先生の本の上に、②もう一つは何も敷かずにそのまま机の上に、③もう一つは、闘争心満載の右翼系知識人たちの文章が載っている雑誌の上に、数時間置いて飲み比べてみました。

まず、②はカルキくさい水道水のままでした。①はカルキの臭いが消えていてまろやかな感じがしました。びっくりしたのは③です。その本に対するわたしの「思い」もしっかりと転写されていたのだろうと思いますが、喉を通過した途端、しびれるような苦いような、なんともいえない喉越しの悪さにぞっとしました。

また、先生の本やホームページからはエネルギーが出ているというので、本やホームページのコピーを抱いて寝ましたが、確かに温かくて気持ちいいのです。ホカロンなどは、急に熱くなって次第に冷たくなって固まってしまいますが、先生の本はいつまでも温かくて気持ちいいままなので、ホカロン以上というわけです。痛いところなんかに「野島政男」と指で書いたり、サロンパスに書いてから貼ると痛みが消えたり軽減する、というのもやってみました。お酒を呑みすぎるとお腹の具合が悪くなるので、そんなときに「野島政男」と書いたり、腰が痛いときに書いたりすると、痛みが軽減し、いつの間にか消えてしまっていました。

そうしたことを実際に自分で実験してみて、なるほど！　と納得できたわけです。ちなみに、「野島政男」はひらがなでもカタカナでもローマ字でも、何でもいいそうです。

ただ、問題は、ガンなどの難病が完治するには実際に先生の治療を受ける必要がある、という点でした。でも、鹿児島はあまりに遠くて交通も不便です。また、本当に意識を変えるだけで治るのなら、直接治療を受けなくても野島先生の意識とつながれば可能なはず、のじま医院に行かずとも治ることを実証したい！　と思いました。

同時期に、安保徹先生の『免疫革命』を読んで、先生が言われる、ガンを治す五つの助言をすでにやってきていた自信に加え、この本からは、転移は治る好サインという、わたしたちにとってまことに好都合の認識を得て、現実には相変わらずの激痛を抱えていましたが、「あるがまま（＝痛み）にまかせる」という、禅の精神を拠り所にしていましたので、意気揚々の感がありました。

十一月に入って、本屋さんに立ち寄った折り、A医師の新刊本を見つけました。何気なくパラパラとめくったところに、背中の痛みは下半身麻痺の前兆である場合が多いから、早く検査して処置をする必要がある、というような記述が目に飛び込み、思わずよろけてヘナヘナと座り込んでしまいました。こんなに意気揚々としている時期に、なんでよりによってこんな箇所に目が行ってしまったのか。またまた考え込んでしまいました。

わたしたちのガン患者生活にあって、なんといってもこのA先生と前述のマクロビオティックの指導家B先生は、最強の拠りどころであり、支えであり、癒しであり…本当に心から感謝しています。素晴らしい先生方です。多くのことを学び教わりました。でも、ことに『免疫革命』を読んでから、ガンは治らない、ということを前提とした上での対症治療は受けたくない、という気持ちが二人とも強くありました。また、食だけでは治らない、ということもはっきりした以上、この両先生を卒業するときがやってきたことを感じました。

かと言って、手に入る限りの情報をもとに全国の代替医療のことを調べましたが、「よし、ここに行こう！」と一点の曇りなく心から行きたいと思えるところはありませんでした。

というのは、こうした類のものは、おおむね「これで治った！」という体験談を土台にして書かれており、治らなかった人のことはほとんど書かれていませんし、また大方は自善他悪の持論を駆使した治療法なので、全く反対の意見が書かれていることもあり、勧める健康食品などについても、この人は健康食品会社のお抱えかも、と思えるものもあったりして、一体どれを信じればいいのか、どんなによく見えるものにも一抹の胡散臭さを感じて警戒してしまうところがありました。

そのなかで、安保先生の共同研究者である福田稔医師がやっている自律神経免疫療法に惹かれましたが、現在は体調を崩されて新規の患者はとっていないとのこと。もうお一人、書かれてあることにも共鳴し、書かれたものを通して人格にも惹かれたのは甲田療法の甲田光雄先生でしたが、これはマクロ以上に厳しい、驚くような食事療法なので、とてもとても無理だと思いました。また、ガンについては完治した人がほとんどいないという状況も正直に書かれていましたが、そうだろうなあ、と思います。

　こんなことをしたら、ますます身体に負担をかけるだろうにと不安になりそうな療法にしろ、多量の健康食品の摂取などという治療にしろ、相性が合って治ればラッキーなのですが、合わなかった場合の悲惨さを思うと、もう、行くとしたら、こうした我慢大会のような療法が一切無く、ただただ意識を変えるのみ、という、のじま医院しかない、というのが本音でした。


　とはいえ、今ひとつ、のじま医院に飛んでいこう、という気持ちになれずにおりました。なんとなく、今ひとつ腑に落ちなかったからです。

　そこで、一番新しい本が先生のホームページを中心に書かれていることに気がつき、その後のホームページを見てみようという気持ちになりました。

「のじま医院」のホームページを開けると、たくさんある先生の日記のなかから、とりあえずその新刊本以降の分をコピーして妹に渡し、わたしも読みました。内容は、理解できることもあればわけがわからないところ、こんなこと書いて大丈夫なのかな、と心配になるようなところもありましたが、とにかくそのまま読み進むうち、なぜだかスコン！　とすべてが腑に落ちたのです。そんなふうにわたしが感じたら、妹も同じで、「お姉ちゃん、今、のじま医院に入院の電話予約を入れた」と言うのです。十一月二三日のことでした。

ただ、のじま医院には全国から難病の患者さんが殺到していますから、予約が取れたのは四カ月後、二〇〇四年の三月下旬でした。

その日から、不思議なことが起こりました。ガン発覚後というもの、真夏だろうが湯たんぽがなければ冷えて冷えてとても寝られなかったのですが、それが、四六時中ポッポポッポポして身体がとても温かくなったのです。妹だけではありません、わたしもです。とにかくあったかいのです。うそみたいです、今までの冷え性が。それから、もう一つ、夜中にトイレに起きずに熟睡できるようになりました。

どうやら、以上のような現象が、〝のじまエネルギー〟が入ることの特徴のようなのですが、すべてが自分で、すべてがひとつで、すべてがつながっているとしたら、またエネルギーは高いところから低いところに流れるそうですから、高いエネルギーの周波数に同調すれば、即、送られてくるのは当たり前、とわたしたちには充分納得できる現象でした。

野島先生に心を向けただけで日に日に快調になっていくものですから、とにかく、三月まで行けなくても、遠隔治療があるので、それを受けて、もっと少しでもよくなってから行きたい、という思いが募り、遠隔治療の申し込みをしました。普通は、直接治療を受けた人でないとだめみたいですが、予約を前提に、切羽詰った人にはやっていただけるようです。

で、妹の場合も一月五日から受けられることになりました。ところが、最初はよかったのですが、遠隔治療を受けるうちに痛みがますますひどくなって、動くのもやっとという状態になりました。遠隔治療についての案内に「せっかく送られたエネルギーをマイナスに使ってしまうことで体調が悪くなったり、病気が悪い方にいくこともあります。気をつけるようにしましょう」と書かれてありましたが、二人とも全くそんな意識がありません。「針の穴くらいでもマイナス思考がある?」とお互いに尋ねても、「ぜ〜んぜんないよ」と言い合う始末です。

するど、問題はわたしたちにあるのではなく、送り手にあるのではないか、と疑ってしまいそうになる気持ちを払いのけ払いのけ——。

一月二十八日の朝です。どこまでも楽観的でノー天気なわたしも、妹を見ていて、もうこれ以上は無理だ、このままでは終末期医療しかない、という危機を感じざるを得なくなるところまできてしまいました。

ところが、そんな状態にかかわらず、妹は、ここに及んでもまだ「いい子」をやっていて、野島先生は忙しいのだから余計なことをしゃべるのは悪い、とか、何か問題があれば先生の方から言ってくれると思う、とか、遠隔治療も言われたようにちゃんとやっているのだから大丈夫、とか、そんなことを言うばかりなので、とにかく、もう、妹にこのままかせていてはラチがあかないと、直接野島先生に電話を入れました。あとで聞くと、自分の受け入れ方が間違っているのではないか…という不安があったのを、打ち消した上での発言だったことに気づいたそうです。

すると先生は、「痛みがとれないのは、許せないものがあるからです」と言われます。わたしは、先生の本を読んでから、改めて、心の底から反省して、どうしても許せなかった亡き母との許し合いができたと感じているわけです。妹とのお互いの行き違いや葛藤も、正直に告白し合い、お互いに「ごめんなさい」と心からの許し合いをしてきました。いったい、これ以上なにを許せというのか？？？　全くわかりません。

でも、先生は電話の向こうで「許していれば痛みは消えるはずです」と、きっぱりとおっしゃいます。で、「わたしたちの許し合いは人間レベルでの許し合いであって、本当の許し合いではないってことですか？」と聞くと、「そうです」。「う〜ん」と唸りますと、「ここに来ればわかりますよ」。「でも、妹はとてもそこまで行けません。痛くて動けないんです」と言うと、「では、あなたがいらっしゃい。今日でもいいですよ」とおっしゃったのです。

朝には思ってもみなかったことでした。

その日の午後、一日一便出ている鹿児島行きに間に合ったわたしは、なんと、その日の夕方には、のじま医院に着いて野島先生にお目にかかっていたのです。

妹の名前の上で振り子を回すと、先生は、「妹さんはわたしのことを信じていますが、信頼までいっていませんね。ガンは信頼がないと治っていきません。信じているだけでは治らないのです」と言われます。

「信じると信頼は違いますか？」

「違いますね」

「妹が先生のことを信じているのは本当にその通りです。ただ、遠隔治療を受けるようになってから痛みが強くなったものですから、多分、そうした気持ちが…」

「信頼の次は尊敬、それから敬畏、そしてわたしをメシア〈救世主〉と思う波動が出ると、ガンは治ります」

「メシアという言葉がちょっとあれですが、つまり、すべてのおおもと、みなもと、という意味ですか？」

「そうです」

そんな話をしてから、診療台に横になるように言われました。先生は仰向けに寝たわたしの右肩をゆっくりと指圧をしているような感じで押されました。なんだかとても安心してリラックスしました。「ちょっと痛いかもしれませんよ」と言われ、確かに痛いのですが、それ以上にものすごく気持ちがいいのです。先生の指がぐうっと十センチくらい身体の中にのめりこんでくる、といった感触で、わたしは思わず、「ああ、気持ちいいです」と声をあげました。

先生が、「死にますよ」と言いました。妹のことです。

「死にますか…」

「死にますね」

「困ります…。そんな気がちっともしないんですが…」

「でも死にますよ。ただ、死ぬときは穏やかないい顔をして死ねますよ」

「そう思います。すでに穏やかな顔になっていますもの。…いつ頃ですか？」

「知らない方がいいのではないですか？」

「知りたいです。教えてください」。

　診察台を降りると、再び先生は机の上で振り子を回しました。一回目は回りませんでした。「一年持たないな」と言われました。次に回すと今度は回りました。余命二、三カ月で調べられたようです。その次に回すと、少し回りかけて止まってしまいました。あと四カ月から五カ月半くらい、とのことでした。

　わたしは、とにかく、何とかして一日も一刻も早く妹をここまで連れてこなければならない、と思いました。でも、どうやって連れて来るか？

滋賀県から来られた寝たきりの患者さんは、福祉用の車で数十万円と数十時間をかけて来られたそうです。この際ですから、お金のことは何とかするとして、妹の場合は寝ているのが一番苦痛なことなので、とても無理です。「来なくてもわたしの本を読んだだけで治った子供がいますよ」とも言われましたが、子供は大人に比べて比較にならないほど素直ですし、歪み方もそれほどではないでしょうから、あり得るだろうなあと思いましたが、妹の場合はとにかく直接治療を受けなければ無理だと思いました。

「うーん、何かあるな」と、先生が首を傾げられました。わたしたちが全く気づかない、許していないものがある、ということと理解し、「はい。でもそれがなんだかさっぱりわからないのです」と、途方に暮れたわたしは消え入りそうな声で言いました。

「妹さんと同じような乳ガンの患者さんがいますから、話を聞いてごらんなさい」と言い残されて、先生はスタッフとして働いておられる奥様とご一緒に隣のご自宅に帰られました。

病室がある二階には踊り場があり、そこが患者さんたちの食堂&憩いの場になっていて、わたしが二階に上がると、すでに夕食を終えた患者さんたちのお茶タイムでした。

予約してあった夕食〔オーガニックでとても美味しいです〕をいただきながら、早速、この新参者はみなさんからの質問攻めにあいました。わたしが事情を説明すると、大丈夫よ、ここに来れば治るわよ！　と、力強い励ましの言葉の大洪水。わたしだってこれこれこうだった、この人なんか余命一カ月の肝臓ガンと言われて、ここに来て二回目の入院だけども、もうこんなにぴんぴんしている、このあいだ退院した○○さんもあと三日の命と言われてここに来たのに、一回の治療で消えたんですって、エトセトラ。そんな奇跡のような体験の持ち主がゴロゴロ。わたしはすっかり元気を取り戻しました。

「エネルギー入れてもらった？」と聞かれて、ああ、あの指圧のようなものがそうなのかな？　と聞いてみると、まさしくあれが治療で、ああやってエネルギーを入れてもらうのだそうです。

「痛かったでしょ？」

「エッ？　ものすごく気持ちよかった」

と言うと、みんな一様にびっくりして、

「エエッ！　気持ちいいんですって？」

「気持ちよくないの？」

「モンのすごく痛いわよ」

「どのくらい？」

「そうね…陣痛みたい」には、こちらもびっくり。

「あなたは病気じゃないから気持ちいいのよ。よくなるに連れて気持ちよくなるらしいもの」と言われましたが、病気でない人はなかなかやってもらえないらしく、やってもらってよかったね、と言われました。

先生から言われていた、妹と同じ乳ガンのCさんはどの人だろう？

重症だから部屋で寝ているのでは、と思っていたら、さっきからお茶を入れたりしてまめまめしく働いている元気のいいお嬢さんなのでびっくり。後で聞くと、お嬢さんに見えましたが三十四歳のミセスで、東京から来ておられました。Cさんも、三年前くらいに乳ガンの診断を受けたそうです。母親がやはりガンで亡くなっており、そのときの体験から現代医療への不信感が生まれ、そのままにして過ごしてきたそうです。で、次第にガンが大きくなり皮膚を破って出てきて、今では二十センチ近くあると言うのです。水道の蛇口から水がでるように出血したりして、ここに来るまでは寝たきりだったとのこと。それが、友人から、のじま医院の話を聞き、ＨＰと本を読み、「ここだ！」って思ったそうです。

彼女の場合は遠隔治療が効いて、受けてから起きられるようになったそうです。でも、長時間起きているのは無理なので、寝台車で十六時間かけてきたそうです。あと二、三日で一旦退院するらしく、どんどんよくなっている様子が見て取れました。「わたしは絶対治る！　って思ってるんです。妹さんも大丈夫ですよ、ここに来れば絶対に治りますよ」

その晩、大雪のためにキャンセルが出たおかげで泊まることができた病室で、妹に電話をしました。余命のことは伏せて、「ここは本当に素晴らしいところよ。偽善のかけらもない、先生の本に書いてある通りのところよ。とにかく、このままでは治らないそうだから、一刻も早くこっちに来ましょう。大丈夫、必ず治るわよ。そんな人たちばっかりだもの」と言うと、妹は相当痛みが強いらしく、か細い声でしたが、「うん、うん」としっかりと相づちを打っていました。妹が数カ月後には死んでしまうなんて、とても考えられない、とても耐えられることではありません。でも、なぜか涙も出ず、心も落ち着いているので、それが不思議でした。

ともあれ、さっき買った先生の新刊本『意識を変えれば病気の波動が消える』を読むことにしました。読みながら、勇気づけられる箇所が出てくると妹に電話して読み聞かせました。明け方には、この本がすうっと身心に染みとおっていく感じがしました。そして、こんな絶体絶命のときだというのに、なんだか心が安心で幸せなのです。本当に不思議でした。


ここでは、朝の六時から入院患者の治療が始まります。治療室前のロビーでは、百六十本あるという先生の講演ビデオが放映されています。治療室のドアはいつも開け放たれており、ここにいると先生がいつも目に入ってくるので、それだけで何ともいえない安心感が生まれるのを感じました。

遠隔治療も朝六時からの受付となっていますが、入院患者の治療をしながらどうやってやるのだろう？　と見ていると、携帯からイヤホンを通して会話しておられます。「はい、野島です。電話を切ったら右手を胸に当てて○○さん〔△△さんの隣人〕の幸せを祈ってください。エネルギーを送りますよ」と言ったようなことを言われて、電話をかけてきた△△さんにエネルギーを送りながら、同時に診察台の患者さんにエネルギーを入れているのです。ひっきりなしに電話がかかってくる様子です。入院患者さんが終わると外来患者さんですから、食事時間以外、朝から晩までずうっとこんな調子なのです。しかも、誰に対しても差別がありません。誰とも距離がない、といった感じです。まさしく、すべてが自分ですべてがひとつになってしまっている、としか表現のしようがない感じなのです。

飛行機の時間に間に合うぎりぎりまで、そこに座って先生が治療している姿を見ていました。自然に尊敬、敬畏の気持ちが湧き上がって来るのを禁じ得ませんでした。

Cさんが治療から戻って来て、わたしの横に座りました。「わたしが治療を受けていたときに、妹さんから遠隔の電話が入ってましたよ」。ああよかった…電話したんだ、と思いました。

「先生がお父さんのことを言われてました」

「エッ？　父のことを…なんだろう？」

「妹さんもお姉さんも、お父さんのことを許していないそうです」

ああ…わたしは呆然とし、次いで愕然としました。まったく、まったく、思ってもみなかった指摘でした。でも、言われてみると確かにその通りだと思いました。

「わたしは父が大好きで母が大嫌いだったの。だから、母への怒りは自分でもようくわかるから、それを認めて許すことができたのだけれど、父のことはまったくわからなかった。…わたしは父が六十七歳のときの子で、妹は七十三歳のときの子なのね。それで、とっても愛し合っていたから、なんでこんなに愛し合っているのにお父さんは死ななきゃならないんだろう、いつわたしたちの前からいなくなってしまうんだろうって、ものすごく悲しくて不安でね。ああ…そういえば、そのことをずうっと怒っていたんだわ、ひどい、ひどい、ひどいって。妹がガンになったときも怒ってた。ひどい、ひどい、なんでこんな目に遭わせるんだ、いったい、なんのためにわたしたちを生んだんだ、さっさと死んでしまってあまりに自分勝手じゃないの、妹をわたしから奪ったら永遠に許さない、親子の縁を切るからねって、怒りまくってたんだわ…」

でも、そうやって激しく怒ると、すぐに申しわけなくなって謝っていました。幼い頃に両親と弟を亡くした家族縁のない孤独な父が、六十七歳でやっと結婚してわが子を得た喜びを思うと、「お父さん、よかったね、幸せになって」と、これもまた心から思うことだったからです。だから、これほどの怒りも、ふだんは父への深い愛の中に埋もれて隠れてしまっていたのです。

やがて、わたしの名前が呼ばれました。診察台に横になりました。

「妹さんから電話がありましたよ」

「Cさんから聞きました。父のことはもう自分の中では決着がついていると思っていましたが、まだ許してなかったのですね。…それから、わたしたちマクロをやっていたのですが、もう卒業だねと言いつつ、まだ縛られていたことに気がつきました。これは食べていい、悪い、と、許すものと許さないものをつくって妹に押しつけていました。許せないものがもう何もないなんて、とんでもない。…傲慢でした。信じることと信頼との違いもわかりました」。

先生は静かに笑いました。

「来るまで半信半疑でした…」

「それはそうですよ。だから（ここに行き着くには）時間がかかるんです」

「…理屈ではその通りだと分かっているのですが、やっぱり来ないとわかりませんでした」

それから、先生は、「わたしがすべてをつくったんですよ」と言われました。このセリフは昨日も言われましたが、昨日は肯定できませんでした。でも今朝は、「そう思います」という言葉がすっと口から出てきました。それは、ああこの人は、本当に「すべてがひとつ」になった人なんだなあと、心から納得できたからです。

すべてがひとつになった人しか口に出せない極めつけのセリフ、それが「わたしがすべてをつくったんですよ」ではないでしょうか。すべてが自分で、すべてがひとつで、すべてがつながっているのですから、本来ならばこの究極のセリフはすべての人のセリフのはずです。でも、今のわたしにはとてもそんなこと言えません。「すべてが自分で、すべてがひとつで、すべてがつながっている」ことを理屈では理解できても、そのものになるなんて、夢のまた夢のような話です。でも、そうなりたい！　という思いは人一倍持っているつもりです。いつかきっと言えるようになりたいと思っています。

野島先生は、なんて表現したらいいのか、とにかく今まで出会ったどの人とも違っていました。いわゆる霊能者や超能力者の類や宗教家ともまったく違います。本当に、ごく当たり前の、普通の方です。

ところが、普通の人と明らかに違うところがあります。それは、誰に対しても差別心がない、誰とも距離がないということです。また、そうだから、相手が思っていること（意識の状態）もわかってしまうのでしょう。これかといって、それを手に取ったり邪魔にすることなく受容している。これは、ご自身が、すべてが自分となり、すべてがひとつになって、すべてとつながっていらっしゃるからに他ならない、と思います。

ここに来て、まず感じたことは、偽善がまったくない、無理がまったくない、ということでした。「他人のためにいいことをすれば自分に見返りがある」といった偽善のかけらもなく、みんながみんな、自分のこととして世話を焼き合っている、支え合っている、その気持ちよさが、ここには満ち満ちているということです。それは、ほかならぬ「すべてが自分ですべてがひとつ」になった野島先生の波動がここには満ち満ちているから、ここに入った途端、誰でもそうなってしまうからに他ならないからだろうと思います。そのことを実感しました。

先生は、その著作の中やホームページで、なぜ「野島政男」でなければならないのかわからないが、私のそばに来ると難病の人たちが次から次へと勝手に治っていってしまう。何故そうなるのか？　それは、私がすべてをつくったものと直結しているから、ただそれだけのことです、といったようなことを言われています。そうして、特筆すべきことは、でも、それは自分だけではない、すべての意識がそうなんだ、と言われているところです。ただ、今のところ、そこまでの意識に到達した人が他にいない、それだけのことで、ここの患者さんたちは、こうして日々先生からエネルギーをもらっていますから、だんだんと意識が高まり、今や、そうした患者さんのなかから、もらうだけでなく、困っている人たちにそのエネルギーを分け与えて上げられるほどに成長してきた人たちが出て来ているそうです。

意識次第でみるみるガンをつくり、意識次第でみるみるガンを消してしまう。その上、ガンが完治すると自分でもエネルギーを出して人の病気を治すことができる。…こんなことが現実にあるんだ。すごいなあ、意識って。なんてすごいんだろうと感動し感嘆しつつ、「すべてが自分」をスローガンに、「裸の自分になってのびのびと自己表現し合える場」づくりをめざしているわたしが理想とする「場」が、ここにある！　すごいところにわたしは来たものだ、これは夢ではないか、と、あまりにもすごいことがあまりにも当たり前に行なわれているものですから、それらの一つひとつをしっかりと目の当たりにしているにもかかわらず、どこかでそんなふうに思ってしまう自分もいました。

治療が終わると、早速受付に行ってキャンセルがないか聞きに行きました。妹を一刻も早く連れて来たいのです、何とかならないでしょうか、と。するとラッキーなことに、二月一日から二週間のキャンセルがあったのです。すぐに予約を取りました。這ってでも連れてこなければと思いましたので、座薬をいただきました。先生のエネルギーが入った座薬をしっかり胸に押し抱きながら、きっと来られる！　という思いがしっかりとありました。

天然酵母の手作りパン屋さんが、美味しそうなパンを売りに来たので、妹のお土産にチョコレートパンとクリームパンを買いました。マクロ的に言ったら、ガン患者に菓子パンなんてトンでもない暴挙ですが、もう躊躇なく買うことができました。どんなに喜ぶだろうと思うと、早く食べさせてやりたくて仕方ありませんでした。帰宅して真っ先に取り出すと、妹が「…食べてもいいの？」と聞くのです。胸が熱く痛くなりました。

食が大切なのはその通りだと思います。のじま医院でも最上のオーガニック食材を吟味して使っており、有機農業は本人にとっても地球にとってもとても大切なことだと推奨しています。マクロにしても、埋もれていた先人の知恵や教えを掘り起こして現代に生かそうとするなかには素晴らしい学びがあり、マクロのお店は安心して食べられる質のいい食材を豊富に提供してくれる、ありがたくも稀有な存在です。

問題は、マクロでガンを治そうとしていたわたしたちでした。「マクロでガンを治そう！」と頑張れば頑張るほど、「善い物〔許す物〕／悪い物〔許せない物〕」に縛られてがんじがらめになっていきました。ことに、ガン患者の食箋はとても厳しく、おそらくほとんどの人が完璧にはできないだろうと思います。我慢して食べればストレスがたまります。できなくて挫折すると自分を責めます。マクロに怒りと憎しみを覚えます。でも、マクロで治そうとしているのですから、そんな思いを否定しようとします。そしてまた自分を責めます。妹の場合は完璧にやりましたが、どんどん悪くなってしまったのは、ここでも「いい子」を演じ続けたせいだろうと思っています。「いい子」だから決して挫折をしてはいけません。だから決して挫折はしないけれど、しかし潜在意識は上記のごとくだったのですから、病気が悪化するのも当たり前でした。

明らかな暴飲暴食があって発病した場合は、食を正すことで症状が消えたりよくなったりすることがあると思います。また、プラシーボ現象のように、これで必ず治る、と信じ切って取り組む場合にもしかりと思います。現に、妹も最初の二年間はすこぶる快調だったわけですから。しかし、これは食事だけでなく、薬や健康食品などにしても、症状を取るために使う分にはいいが、それで治そうとする心が悪いのだ、ということや、自分の中に治す力があるのに、自分の外に求めても、右記のようにして一時的には症状が消えたとしても、根本的な完治にはならない、といったようなことが先生のホームページにも書かれてありますが、本当にそうだなあと思います。畢竟《ひっきょう》、意識を変えない限り、自分の心の中にマイナス感情が湧きあがったとき、また病気をつくることになるからです。

どのような悪縁と遭遇しても、その悪縁に対して反応しなければ、すべて自分のこととして許されればマイナス感情は起きない、と、理屈としてはわかりますが、果たしてそんな意識の転換が可能なのか。

しかし、現に、野島先生という、そんなすごいことを可能にした人を目の当たりにした以上、また、先生の治療を受けることで自然にそのようになっていっている人たちが存在する以上、そうなりたい！　と、強く強く思いました。

わたしは、この十数年、どんな縁も、「手に取らず邪魔にせずに、あるがまま味わう」という座禅修行を通して、「すべてが自分」といつもしつこく自分に言い聞かせながら生活してきたので、いつの間にか少しずつ少しずつマイナス感情に縛られている時間が短くなって来てはおりました。でも、すべてが自分になって許せないものがなくなったわけではありませんから、悪縁に触れると、一気にドーン！　と悪感情に支配されてしまうのです。

一例をあげると、年老いた愛猫の下の始末です。ドロドロのウンチを部屋や廊下や階段になすりつけたりこぼして歩くのです。最初は黙って始末を始めるのですが、段々腹が立って、愛猫に怒り狂い、そんな自分が情けなくなって泣けてくるのです。まあ、短時間で怒りは収まるのですが、すると今度は愛猫がかわいそうになって、彼女のせいじゃない、老いのせいと分かっているのに、どうして心を汚さずに淡々と後始末ができないのか、と。

それが、不思議なことに、のじま医院から帰ってからできるようになったのです、なんの無理なく。もう本当に楽になりました。それで、お調子者のわたしは、ああ、これで悪感情との付き合いは卒業したのかな、と期待していましたら、次の日に親しい友人の言動に腹を立てて、ああ、まだまだだなあ、とがっかりしたのですが、そのときにハッと気づいたのが、今までだと、相手に腹を立てたまま怒りがおさまる時間が短縮されてきていただけで、怒った自分を反省するなんてことはなかったのが、「ああ、相手の言動に反応してしまったなあ」という反省の心が生まれたのです。すごく嬉しかったです。

〔後日談：ちなみに、うちの猫ちゃんですが、あれ以来、いいウンチがでるようになり、始末もほぼ完璧といっていいくらいにできるようになりました。〕

二月一日、本当にぎりぎりのところでした。A先生の本にあった指摘どおり、これ以上遅れたら歩けなくなっていたでしょう。わたしと友人とで両脇から支えながら、そろそろと家を出て空港に着き、飛行機の座席に着席したときには、もうのじま医院に着いたような気がしてホッとしました。

ところで、一月二十九日の夜に帰宅して、わたしが目の当たりに体験してきたことを夢中で話したわけですが、妹は、先生から、「お父さんの幸せを祈りなさい」と言われて、何のことかわからずキョトンとなったそうです。妹は、わたし以上に自分にとって父のことがどれほどのネックになっているか、まったくわかっていませんでした。それが、わたしが帰宅する前に友人が尋ねてきて、その友人との話のなかで、あることにハッと気づいたそうです。わたしたち姉妹は六つ違いですが、六つ違うと、父との思い出も違っており、わたしは元気だった頃の父を知っていますが、妹は病気で衰弱しきった父しか知らなかったのです。

たとえば、父と散歩に行くと、幼い妹よりも父の方が遅れて歩いて来るのだそうです。妹は、そんな父が心配で振り返り振り返りして胸を痛めていたこと。また、父が死ぬ二日前に小二の妹は父の死を予感してしまったそうで、必死に父の足をさすっていると、父が、「お父さんはまだ死なないから大丈夫だよ」と言ったこと。そうしたエトセトラを、涙とともに思い出したのでした。妹にとって、父との体験は、幼心にもあまりの悲しみと不安の深さに塗りこめられており、父を尊敬し、誇りに思い、深く愛するがゆえに、その不安と悲しみを認めることを許さず、心の奥深く押し込め、封印したまま大人になってしまったということに、やっと気がついたのでした。

怒りや憎しみといった攻撃的で積極的なマイナス感情は、「許せない！」と自覚しやすいのではないかと思いますが、悲しみというマイナス感情は、心の内にじわじわと静かに浸透していくような消極的かつ甘美なカタルシス的性質があるように思います。ですから、「許せない！」という反発力にも乏しく、そもそも「許す」という概念が希薄のような気がします。しかし、確かに、悲しみの対象を深く愛するほどに悲しみが深まりますから、生きる気力を失って病気になったり死んでしまったりもするわけで、明らかに自分が出したマイナス感情が自分に返ってくることが理解できます。

そこまでいかずとも、「これ以上悲しむと相手に悪い」とか「もうこれ以上悲しみたくない」とかいう思いは、悲しむことを自分に許さなくなります。

「わたしは父と過ごした期間は短かったけれど、両親の愛を一身に受けたからこんなにのびのびすくすく育った」という「いい子」を無意識で演じ続けてきた妹は、わたしが「悲しみの裏に怒りがあった」ことに気づいたときも、自分のマイナス感情は悲しみしかない、と思っていたのです。

二月一日に戻ります。この日は日曜日でしたので、休診のため先生にはお目にかかれませんでしたが、二階では先日と同じように入院患者さんたちが食後のお茶タイムを楽しんでいました。そして、先生がおられなくても、この場には「安心&幸せ」波動が充満しているのが感じられるのでした。みんなが、そろりそろりと手すりを使いながら時間をかけて椅子に座る妹を見守りながら、こうしてなんとかかんとかやって来られたことを喜んでくれているなか、看護師さんから一枚の書類を渡された妹は、必要事項を記入しようとしてテーブルに前かがみになると、「あっ！　こうやって書ける！　痛くって前かがみになれなかったんです、嘘みたい！」と、嬉しそうな声をあげました。

「よかったねえ」と大きな拍手。みんなのエネルギーが妹に流れて来たのだなあと思いました。そして、先生に診ていただく前からこんな小さな奇跡が起きるなんて前途洋々、と嬉しくなりました。

お土産に妹が漬けた有機干し大根の麹漬けを持っていったので、お茶うけにしながら、当直の看護師さんも交えてしばしおしゃべりタイムとなりました。かつては、一日二百人くらいの患者さんが出入りしていて、毎日のようにオペがあって、朝から夜遅くまで休む間もなかったそうです。そういえば、野島先生は外科医だったんだなあと思い出しました。今はエネルギー療法のみですから、元手術室は談話室となって、先生のお話や先輩患者さんの体験談を聞いたり、先生のお姉さんや奥さんがお茶を立ててくれたりする、憩いの部屋になっているようです。

ここが病院という感じがしないのは、一つには難病を抱えた患者さんたちがちっとも患者らしくなく、活き活きと明るく元気なことによりますが、「手術がない」というのも大きな要素だなあと思いました。いつ頃から今みたいになったんですか？　と聞くと、完全に今のやり方になってからは三年くらいとのことでした。

そういうわけで、患者さんは日本国内はもとより海外からもやって来て、数カ月先まで予約が満杯の盛況ぶりですが、手術や薬で潤う病院ではないので、病院自体の経営は厳しいらしく、ここの食事も前述したようにオーガニックのいいものを使用しているためコストがかかるので、赤字分は遠隔治療費を当てている、といったことが先生の本にも書かれてありました。ちなみに、二〇〇四年二月現在では、一日三食の食事代は二千七百円です。入院費と治療代も含めると、相部屋で合計一日九千円です。

翌二月二日の朝、妹はいよいよ野島先生とご対面。骨盤まで痛みが来ていたので、わたしが支えながらそろりそろりと一歩ずつ先生の前に進みました。診察台に上がって横になるように言われましたが、とてもできそうにありません。「すみません、椅子にならら…」と妹が言うと、「やってごらんなさい、できますよ」と先生。で、手を貸しながらチャレンジすると、「アッ、できた！」と、小さな歓声をあげる妹。仰向けになることができなかったはずですが、ちゃんと仰向けになって先生の治療を受けられました。先日のわたしのように、肩からエネルギーを入れてもらいます。先生が何度かセキをしました。こうしたセキは、患者さんの毒素を出しているのだ、とCさんから聞いたことを思い出しました。先生が父の名前を聞かれて、「お父さんの幸せを祈りましょう、お姉さんも一緒に」と言われました。

三人で祈っていると、突然妹が激しく泣き出しました。そんな妹を見ていたら、わたしの目からも涙がこぼれてきました。あとで聞くと、光の中に包まれたのだそうです。

父の幸せを祈っているとき、遠隔治療の電話が入りました。先生が、電話をかけて来た人に「○○さんの幸せを祈ってください」と言いました。見ず知らずの人ですが、「すべてが自分だものなあ」と思って、わたしも一緒にお祈りしていると、「患者さんが患者さんの幸せを祈るんですよね」と先生が言われるので、「はい」と申しましたが、あれっ、なんでわかるのかな、と。でもすぐに、そうだよな、先生はすべてが自分ですべてがひとつになってつながっているんだから、わたしの意識だってわかるよな、と。先生ご自身も、講演ビデオのなかで、その人のことを思うと、その人のことがわかる、と言われていますが、本当にそうなんだなあ、と納得した次第。つくづくとわたしは、「わたしも先生みたいになりたいなあ」と思いました。

すると、また先生が、「すべてが一つまでは理解できても、すべてが一つになるのはなかなか大変のようですね」と言われたので、わたしは、先生はいつ頃そうなったのか？　と訊ねようとして、ふと、さっきロビーのテレビにかかっていた先生の講義ビデオの画面を思い出しました。「一〇年四月二十四日」という日付が脇のホワイトボードに書かれてあり、その日付のビデオの中で、振り子を振るときに、「こうなってほしいなあ」という主観がまだ入る、と言ったようなことを話されていました。

四月二十四日は妹の誕生日で、今から六年前のこの日は、妹の誕生日を母の病室で祝った思い出の日でした。三月末に入院した母は、この頃までは元気だったのです。

これもつい先日、入院の際お世話になった知人に当てた手紙の書き損じが出てきたのですが、「来週には自宅療養にうつれそうです。手を当てると痛みが消えて楽になるというので、時間が許される限り、妹と交代で手当てをしていますが、手当てしていると、ガンの原因が〝我慢〟にあることがよく分かってきました。心がつくる病気であり、心が治す病気だということが、とてもよく伝わって来るのです。母の中から〝我慢〟の塊がほぐれだし、とけはじめているのが伝わります。余命一年と言われた残り時間が、二年になり、五年になり、十年になり、今は、九十歳まで大丈夫だね！　と、そんな確信が持てるほどに安心な境地におります」云々と書いてありました。残念ながら、この時点では、まだ野島先生との出会いは叶わず、母は、モルヒネの副作用が災いして、一年どころか、その十日後に亡くなりました。

治療が終わって、先生から「さあ、朝ごはんを食べていらっしゃい」と言われると、妹ときたら診察台から降りるなりスタスタと歩き出したのですから、もうびっくり仰天。二階ではすでにみんな食卓に着いていて、スタスタ歩いてくる妹を見て拍手と歓声があがりました。「こんなこと、実際に見ていないと信じられないよね」「そりゃ、こんなこと言ったって、見てない人には信じてもらえないわよ」云々と、わいわいがやがや。

そんななかを、わたしは安心して帰路につきました。帰りの飛行機の中で飲んだワインの美味しかったこと！

二月十二日、妹から、乳ガンの塊からガン細胞が消えた、という報告を受けました。じゃ、あとは骨ですね、と妹が先生に言うと、先生が、よくなりますよ、と。仕事もバリバリできるようになりますよ、と。そして、「よくなったらいい人を見つけなさい」と言われたと聞き、ああ、危機を脱したんだと、心から安堵しました。「よかった〜！」と歓喜の声をあげ、今だから言うけど、実はこれこれ云々、と余命の話をすると、妹もこのままでは四月の誕生日まで持つかどうかと感じていたそうで、今行かなければ間に合わないと、最後の力を振り絞ってきたそうです。電話を切ると、全身から力がドーッと抜けました。いただいた日本酒のなんと美味しく、回ったこと回ったこと！

しかし、それ以降、なぜか症状が悪くなっていきました。

そんなある日、治療のときに先生から、「どこまで痛みに耐えられるかをやっていたんだね」と言われて、ハッとしたそうです。わたしも聞いてハッとしました。

わたしが学んだ道元禅は、「すべてが自分なのだから、すべてを自分として、あるがままを受け入れれば、身心を費やさずして、仏になる」という教えです。他の宗派や宗教と比べて、わたしはこの点が道元禅の最も優れたところだと思い、この教えを、〝絵に描いた餅〟にせず、自分で本当に食べるためには、「吐く、吸う」というまったく正反対の自分の呼吸にぴったりと心をつけて自己を見つめる、という座禅という作業が最も適切であり、何よりもこのことを実践して自分のものにする、というのが禅であり、「日々是好日」という境地をめざす人生修行そのもの、ととらえていました。

ですから、ガンになったときも、「ガンも自分」と受け入れ、「痛みも自分」と受け入れ、その時々の「あるがまま」を、手に取らず邪魔にせず味わうことを実践する努力を重ねてきました。

そのおかげで、ずいぶん自分が増えて楽になったことは先に記しました。また、この努力が、ぎりぎりになっても終末期医療にいかずに済んだ、という見方もできるかとも思います。

でも、実際には、この「あるがままを受け入れる」に、縛られているつもりなくして縛られていたのですね。痛みをそのまま受け入れるという、これこそが忍辱行《にんにくぎょう》と妹に強要し、我慢を我慢と思わずして、痛みを極限まで我慢させていたのです。

つまり、この痛烈な激痛は、「あるがまま」に縛られていたわたしが、「どこまで我慢できるか」という我慢比べを妹に強《し》い、それに縛られた妹の意識が、自分で自分の痛みをどんどんエスカレートさせていたのだ、と気づいたのでした。

先に、『病気を治すには』に、「見えないものを信じることができない心、人間として生きる心が一番悪い」と書かれてある箇所をご紹介しましたが、気をつけなければならないことは、いわゆる霊能者や宗教などが説くものとは似て非である、という点だと思います。

たとえば霊能者は、霊能者自身の意識レベルに応じて、普通の人が「見えないものが見える」ことができる特殊な才能の持ち主といえましょう。狐などの動物霊から、霊能者が見た天上界にまで連れて行ってくれたり見せてくれたりできるレベルの霊能者すらいるようです。　でも、野島先生は、そうした超能力で「見えないものを見せてくれる」わけではありません。先生にも「見えないものは見えない」のです。だって、すべてが自分ですべてが一つですべてがつながっているなんて、どうやって見たり見せたりできるでしょう?

しかし、この「見えない真実」を信じるならば、すべてが当たり前に紐解かれていくのだ、と、ここで治った患者さんたちも異口同音にみなさんそうおっしゃっています。「見えないものを信じる」という意味はそういう意味なのだと思います。

また、「人間として生きる心」については、次のように考えます。

釈迦やイエス・キリストもそうですが、宗教の創始者にはすぐれた霊能者が多く、その信者の多くが「病気治し」を通して帰依していったことでしょう。そして、たとえばイエス・キリストの教えは、自分だけが神の子だから、エデンの園で神を裏切った罪の子であるすべての人々は、自分を通してのみ全知全能の神に救われる、といったものだと思いますが、他の宗教もみな似たり寄ったりで、信仰する神なり仏なりに帰依しなければ救われない、という教えだろうと思います。つまり、人間には、自分や他者やこの社会を救う力がないのだから、この世のすべてをつくった絶対者である神や仏にすがりなさい、と言っているわけです。

また、こうした非合理的な教えに反発して起きた唯物論では、人間の意識がすべてだから、目に見えるものだけがすべてであり、死んだらすべてが終わり、という調子ですから、いずれにしろ、「人間として生きる心」に他なりません。

こうした意識である以上、前者の場合には、現代医療を筆頭に、宗教、霊能者、健康食品＆グッズ、代替医療、食養生法etc.といった、自分の外にある「すぐれたもの」に頼って助けを求めないと安心できません。が、妹の例をとっても明らかなように、それでは病気は完治しないわけです。

また、後者の場合ですと、「病気は合理的な現代医療で治す以外なく、それで治せないものは治らないのだ」となってしまいますから、いずれにしろ、「人間として生きる心」があるかぎり、自分の意識が自分の病気を治すところまでに至りません。

しかしまた、これはのじま医院でガンが治った人にも当てはまることです。患者さんの意識が野島先生を救世主だと受容して帰依した途端にガンが消える、という奇跡は枚挙にいとまがありませんが、野島先生だけが救世主であるのではなく、自分自身がそのものなのだ、という人間卒業の意識が生まれないと、悪縁に出会ったときに反応してまたガンをつくってしまうことになりかねないからです。

先生は、常々、私の文章は理解できなくてもちっともかまいません、エネルギーが出ているから、持っているだけでいいんです、と言われていますが、最近のホームページには、すべての宗教が悪である、とびっくりするようなことが書かれてありますから、質問が殺到して返事を出すのも大変なご様子。それで、いまのところは一月八日以降の日記を出されていないようです。でも、一月十一日に大阪で開かれた講演会のビデオでは、できたらこれらの文章を胸ポケットに入るくらいの本にして自費出版しようかと考えている、と言われていました。というのも、これらの文章からはすごいエネルギーが出ているからだそうです。おそらく、この本を持っているだけでガンが治るのではないか、と考えていらっしゃるようです。

　日々、神仏の名のもとに起こされる様々な事件や不愉快なできごとが新聞やテレビのニュースに流れますが、そうした一般社会から見た宗教悪を改めて糾弾されようとしているのではないことは明らかですけれど、怪しげなカルト宗教や新興宗教のみならず、すべからくの宗教が悪だ、と明言されているのですから、これでは、誇り高き伝統と良識ある世界中の宗教信仰者の反発を食らうことは必須、と、まだまだ人間であるわたしには心配になるわけです。

無宗教の人にしても、有史以来、宗教が根づいた土壌で先祖代々生活してきているのですから、潜在意識下においてはさまざまな宗教の影響をそれなりに受けてきています。先日も、のじま医院に予約を入れた友人に、そのまた友人〔別にキリスト教を信仰しているわけではありませんが〕から、「おい、のじま医院のホームページを見たが、キリストが悪魔だと書いてあるぞ。ありゃあ、カルトだ、危ない、普通じゃない。やめとけ！」と電話がかかってきたそうです。うーん…確かに、何の予備知識もない人がいきなりあのホームページを見たらそうした誤解や曲解もあり得るだろうなあ、と案じられる次第です。

なぜ宗教が生まれたのか？　と考えてみると、生きて老いて病んで死んでいくという、すべての生命にとって逃れることのできない宿命に気づいた人間の意識が、永遠の絶対的な救いと安心を、人間を超越したもの（＝神仏）に求めたからでしょう。

しかし、こうした人間の意識から生まれた宗教が、未来永劫に必要かとなると、どうでしょう。

つまり、「人間として生きる心」が、「生老病死」という宿命に振り回され、宗教を必要としてきたのであれば、「人間として生きる心」を卒業すれば、「生老病死」に振り回されることもなくなりますから、宗教も必要なくなるわけです。逆にいえば、「人間として生きる心」より生まれた宗教を必要としているかぎりは、「人間として生きる心」を卒業できない、ということですから、いつまでもどこまでも四苦八苦の世界がつづく、ということになります。

先生が、すべからくの宗教は悪、と明言されるゆえんではないでしょうか。

ところで、父は次のようなことを年がら年じゅう言っておりました。

お釈迦様の滅後、弟子たちは、仏と人の間に越えられない壁をつくってしまったが、その壁を取っ払って「すべてが自分」に行き着いたのが道元である。ただ、その道元ですら、凡夫である人間だから修行して仏になる必要があると言っており、この点がまだ不足である、と。これは、野島先生の言われる「人間として生きる心」に通じるものではないかと思います。

父はまた、道元以外の日本仏教の祖師たちにしても、大なり小なり「すべてが自分」的な要素が感じられることに気がつき、これは日本の民族性にあるのではないかと考え、日本神話と古事記の研究に入っていきました。

そして、古事記の上巻に、「すべてが自分だからすべてがつながっており、すべては一つである」という生活をしていた記録を見つけ、この視点と観点から四大宗教の原典を研究し直し、これがすべての人類の本来の生活だったと結論づけました。そして、この潜在意識を蘇らせれば、世界が一つになって世界平和が実現すると言っていました。

このような話を、耳にたこができるほど聞かされて育ったわたしにとって、この理屈を、絵に描いた餅ではなく、まさに本物のお餅にしてくださったのが野島先生であり、野島先生の指導をいただいて実際に食べて味わうところまでに至ったのがその患者さんたちに他なりません。

この理屈＝餅に気づいた人は、過去にもおられたかと思います。でも、いくら絵に描いたお餅を見せてくれる人の下で修行しても、お餅を食べられるわけではありません。本当にお餅を食べたかったら、実際にお餅を食べさせてくれる人のところに行かなくてはいけません。また、そうやって自分自身でお餅を食べて満足した人だけが、他の人たちにもお餅を食べて満足してもらうことができるのだろうと思います。

病気治しは、古代から、おおむね霊能者や祈祷師ないし宗教家といった類の人々の役割だったろうと思います。十九世紀後半に唯物論が登場し、二十世紀に全盛期を迎えるに至って、病気は医学が治すものという考えが定着し、一見、病気治しと宗教は分離したかのように見えました。

しかし、昨今は、ガンを筆頭とする生活習慣病と言われる難病が増加するにつれ、身体をモノとして扱い、都合の悪い箇所を薬や手術で叩きのめすといった対症療法で苦しみぬいたあげく、無念の死をとげるケースがあまりにも多い実態に、日に日に現代医療への不信が生まれてきています。

また、こうした現代医療への不信があるからこそ、「これだけのお金を積めば助かるよ」と、立派な宗教家のなりをした怪しげな詐欺師が甘い言葉を囁きかけると、「人間として生きる心」を持った人たちがフラフラと引っかかってしまうことにもなるのでしょう。

しかし、こうしたすべてが怪しげで何を信じていいのか分からない混沌とした状況にある二十一世紀初頭にあって、注目すべきことは、宗教家でもなく、祈祷師や霊能者でもなく、現代医療の最先端にいる外科医が、病気の根本原因に気づき、「見えないものを信じられない心」「人間として生きる心」を悪とし、その意識を変えることで病気が治ると明言し、実際に、そうすることで次から次へと難病を治している、という事実が現実にあるのだということではないでしょうか。

これは、まさに、有史以来の宗教が果たすべくして果たしてきた役割と、そうした唯心論への反発から生じた唯物論から生まれるべくして生まれた現代医療と、この双方の功罪が、今、初めて、ここに溶け合って、今後の人類が歩くべき道に向けて、本来あるべき方向が示されたということであり、「すべてはひとつのわたし」から、「すべてはひとつのわたしたち」へ、「いい加減に気がつけよ」という「贈り物」であるような気がしてなりません。

人間が成長していく過程にあっては、当然、宗教が必要である時期もありますが、いつまでもそれに頼っていては、未来永劫、わたしたちは本来の自分になることができないのだ、ということに、まずは各宗教の指導者たちが気づき、そのことを認め、受け入れることができるならば、どんなにすばらしいことでしょう。そうすれば、この視点と観点から、現時点の状況を踏まえつつ、すべての宗教がひとつに溶け合ってゆく方向を見出し、やがては、すべての宗教を卒業し、すべての生命がひとつとなって世界平和が生まれ、個人も世界も幸福になる、という未来への展望が開けていくにちがいありません。

そして、このときこそ、かの宮沢賢治が「世界がぜんたい幸福にならないうちは個人の幸福はあり得ない」と残した言葉が、空々しい理想論としてではなく、現実に、わたしたちすべての人類のものとなるときともいえるのではないでしょうか。

今は二月二十一日〔土〕の夜です。

昨日の朝、二月二十日に、妹から電話がありました。バンザーイ!! ガンが全部消えたそうです。そして、妹からもエネルギーが出るようになったそうです。まだかなりの痛みがありますが、少しずつ変化してきているようです。後遺症といいますか、身体が元気になろうとすると、逆に痛みが強く出てきたり、長引いたりすることもあるそうで、入院はしばらくつづきそうです。

十八日の夜遅く、この体験記を書きながら気づいたことを妹にメールしましたが、妹は、そのメールを翌朝の治療後に見たそうです。で、その十九日朝の治療のときに、「ここまでひどくなったのはどうしてなのか? 考えなさい」と先生から言われたのだそうです。

で、わたしのメールを見て、父への怒りに気づいたそうです。もう一つ、「不安や恐怖なんかない」と言い張っていましたが、本当はここに来るまで、いや来てからもずっとあったのだということ、この二点に気づいたそうです。

野島先生は、「怒り分の1のかけら」がその人の本当の怒りを表す、といわれていますが、わたしも、自分たちの体験を通して、まさにその通りだと思います。「もう怒りなんかない、もう不安も恐怖もない」と、悪縁に触れていないときには感じられても、ほんのわずかなかけらが残っていれば、悪縁に触れたとき一気に逆転してしまうからです。

改めて、自分の潜在意識を顕在化する作業ほど困難なものはない、と、つくづく思います。

わたしたちの体験を振り返ってみても、そこそこ人間レベルでの気づきまでできるのですが、ガンを完治するにはその程度ではとうてい無理なのだとわかりました。それこそ、「もう全く許せないものなんかない！」と豪語したわたしたちが、あそこであのまま止まっていたら、今頃、妹は死んでいるか、余命をわずかに残して寝た切りになっていたでしょう。ブルブルです。

　素直になればそれでいいのです、何の努力もいりませんよ、と先生は言われますが、わたしたちのように、素直になっているつもりで素直になっていない、なりたいのになかなかなれない、というところが難しいところです。

　でも、先生の治療を受けながら、そして仲間や先輩たちの励ましと助言を受けながら、妹の頑固で幾重にも複雑に織り重なっていた意識も、やっとここまで来ることができました。こうして、無意識の意識に気づき、それを認めるという、これ以上ない単純明快な意識のあぶり出しを、意識を変えることにつながって、自ら病気を治していくのだということを、妹の体験を通して毎日勉強させてもらっている日々です。なんというありがたいことかと思います。これぱかりは、私たち二人だけでいくら見つめ合って意識を変えようと努力しても、とうてい無理なことでした。
徹底した真の気づきは、「すべてが自分だからすべてがつながっていて、すべては一つ」の波動の中での支え合いがあってこそいただけるものと、つくづく実感している次第です。

野島先生によると、難病の中でもガンほど治りやすい病気はないそうです。そしてまた、ガンになったから、命がけで「すべてが一つ」になる修行ができ、その結果、本人も周りも幸せになるのだから、ガン患者は選ばれた人ともいえるわけで、そもそも意識が悪すぎる人はガンにはなれないそうです。

妹の話を聞いていると、仲間たちや先輩たちと支え合い、励まし合いながら、本人も気づかぬほどに凍てつき、固まっていた、ピンから切りまでの様々な心の傷を、一つひとつ丹念に掘り起こし、その一つひとつに光を当てて、一つひとつを溶かし合っているといった様子が伝わってきて、感無量の思いがします。そして、つくづく、しみじみと、ガンという病気を背負った人の、心のやさしさ、繊細さ、切なさを痛感して、胸が熱くなり、いとおしさがこみ上げてくるのです。

「人間」としてすら生きていないように見える人たちばかりが目につく世の中にあって、よりによってなんでわたしたちがこんな目にと、絶望のどん底に落ちたときもありましたが、一人ひとりの「人間として生きる心」がガンをつくったのですから、自業自得だと受容した上で、先生がおっしゃる、意識が悪すぎるとガンにはなれない、という意味の深さもまた、のじま医院に来て初めてわかったのでした。

激動の三年間でしたが、このガンのおかげで、野島先生やのじま医院のみなさまと巡り合い、ガンを治すのみならず、「なんのために生まれて来たのか」という人生の大テーマを、やっと自分のものにする機会をいただけたのです。つくづくと、ガンってすごい、と思います。

十四室だったか、十九室だったか、とにかくそれくらいの病室しかないので、入院は二週間を限度に受け付けているようです。妹はまだとても退院できるような状況ではないので、今も何とか居候させてもらっていますが、普通は二週間でいったん退院して、また予約を入れて再入院するという人や、近くにアパートを借りたり、ホテルや旅館から通って外来で治療を受ける人も多くいらっしゃるようです。

なかには、遠方から引っ越してきてしまった人もいるようです。ガン患者だけでなく、いろんな難病を抱えた人たちが苦しみ抜いたあげくにたどり着くところですから、それはそれは、いろんな病気と体験の持ち主が目白押しです。妹のように初めて来た人もいれば、繰り返し来ている先輩たちもたくさんいらっしゃいますから、入り代わり立ち代わり、そうしたすごい人たちと裸の交流ができるので、毎日が、気づきと、励ましと、元気と、感謝と、感嘆の日々であることが、妹の電話やメールで察せられます。

わたし自身の体験としてお伝えできるのは、今のところ、ここまでです。でも、先生は、意識はつながっているから、家族みんなが変わるのは当たり前で、家族の一人がよくなれば、家族みんながよくなる、一緒に住んでいなくても、家族はいっせいに変わると言っておられますから、妹自身ののじま医院での体験の積み重ねが、妹のみならず、わたしをも、今後どのように変えていってくれるか、本当に楽しみです。

第二部

野島政男講演録

「自分のまわりにもエネルギーを」

平成十五年十二月二十日　熊本県阿蘇にて

我は作り主なり
ありてあるもの

野島政男

病気を治す力はエネルギーを受けると出てくる

自らエネルギーを出せば、自分のみならずまわりの人のよごれも取り去る

私の書いたものを読んだり、私の話を聞くと、みなさんの意識は変わります。私の書いた文字、言葉にはエネルギーがあるからです。

私と接することでみなさんは変わられていくわけですが、それがどのような現象によって変わるのかといえば、私の意識の波動にみなさんの意識が共振を起こすことによってです。共鳴といってもよいかもしれません。そういう現象がみなさんのなかに起きて、みなさんが本来持っていた光が現れるのです。

現れる程度は人によって違います。もともと持っているすべてのものがたくさん現れる人もいれば、そのうちの少しが現れる人もいます。なかには、百分の一しか現れない人もいますが、もともとみなさんが持っている光が現れることだけは確かです。みなさんの意識は光の中にあります。

つまり、私はみなさんの中の意識を刺激するだけであり、けっして新しくつくり上げるというわけではないということです。私がみなさんの意識を変えようとしているわけではないのです。みなさんの意識は私の出すエネルギーを受けて、振動をおこすように始めからつくられているのです。

意識というのはもともと高いところにあるのですが、地に降りて光となったみなさんは、よごれ、ケガレを身につけたのです。そのよごれケガレは、自意識が強くなったためにできたのであり、それは私がつくったのではなく、みなさん一人ひとりがつくったのです。私がつくったみなさんの意識は善です。

ここには、誕生してから何千年、何万年、あるいは何百万年、何千万年、何億万年も経っている方がおられます。そういう方たちが、間違った生き方をしたためにつくり上げてしまった黒くよごれたものに、私が強いエネルギーを当てる。そうして、そのよごれを落とすというように言い表すことができます。私が強い光を当てるのではなく、強いエネルギーを当てるのです。

みなさんは本来光なのです。よごれがついていますが、私のエネルギーを当てると、よごれがとれます。よごれがとれるだけでなく、光にエネルギーが当たり、光がエネルギーを出す意識にかわります。エネルギーが出る意識を潜在意識というのです。

ですから、みなさんが潜在意識になりエネルギーを出せば、自分のよごれを取り去ることも、まわりの人たちのよごれを取り去ることもでき、まわりの人たちが変わってくるはずです。みなさんがまわりを変えることなく、自分の病気が治ったり健康になるだけで終わってしまうとしたならば、それは私の本来の目的とは外れるということになります。

みんなもともと自分の中に光を持っている

もう一度ご説明しましょう。光は外を照らすだけで、まわりを照らすだけで、中を照らしません。エネルギーを当てないと光そのものからはエネルギーは出てこないのです。光そのものからはエネルギーが出てこないことに、私は気がつきませんでした。この世に私が現れたのは、みなさんにエネルギーを与えるためです。みなさんは、もともと光を持っています。私がその光をつくったのです。もともとあるものが、たまたま私のエネルギーを受けて、よごれが洗われ、光がエネルギーを出す意識になるのです。そして、なぜ私がそんなことを言うかといえば、私がそれをつくったからなのです。光ではなく、始めからエネルギーを出すものになぜつくらなかったかは、先に述べたとおり、光からはエネルギーが出ないのを知らなかったためです。

いずれにしましても、私が造り主であり、みなさんはつくられたほうだというわけです。私がみなさんの心がわかるのは、私がみなさんをつくったからなのです。私がみなさんをつくっていなければ、私にみなさんのことがわかるはずがありません。

もし私がみなさんをつくっていないとするならば、私の持っている今の力は、いろいろな修行を経て体得した、超能力だということになります。そして、その超能力を使うとなれば、私はみなさんからもっと高いお金をいただかなければならなくなるでしょう（笑い）。

しかし、私も地におりてから自分の使命を忘れてさまよいました。私の今の力は、何かの修行をして身につけたものではありません。たまたま私がつまずいて、自分の内側を見ることによって本来の使命に気づいたものです。私がどのようなつまずき方をしたかについては、私の一冊目の本（『病気を治すには』）の中で明らかにしています。

あるとき、私がつまずいて自分の内側を見つめていると、ポーッと明かりが灯ったのです。私の体から光が出てきたのです。本当は、私のエネルギーでまわりが光をだしたのです。まわりは夜で真っ暗なのに、なぜこんなに明るいのだろう、誰かが電球をつけたのかと思ったほどです。しかし、それは自分でつくったものでした。それに私は気づいただけなのです。

みなさんは、もともと光なのです。それは、私がつくったのです。それに気づいたのは、もっと後のことです。そのうち、次第にみなさんの心の状態がわかるようになり、なんで私がこんなに一人ひとりのことがわかるのかと思いました。この世を去った人のこと、お釈迦様のこと、イエスのこと、道元のこと、弘法大師空海のこと、あるいはヨハネをはじめ旧約聖書に書かれている人々の意識の状態までも、私にはわかるのです。なぜそれを私がわかるかといえば、私がそれをつくったからだったのです。すべてのものをつくったものと私の意識は直結しているのです。私だけでそのようなことをしたとは言っていません。みなさんはつくられたものですが、それでは造り主にはなれないのか。みなさんも造り主になりたいでしょう。どうですか。実はなれるのです。潜在意識は造り主なのです。

病気を治す力は、一人ひとりのなかにある

また、その一つひとつの波動についても、何がよくて何が悪いかがわかるようになりました。あるいは、水やみなさんがつくったお米などについても、どういう光が出るかについてわかるようになっていったのですが、それはもともと私のなかに、わかる力があったからなのです。

そのようなことに、どんどん気がついていくにしたがって、自分の中にはものすごい力があることがわかり、それをみなさんにも分けてあげることができることもわかりました。そして、私から分けてもらって、「あれっ、自分の中にも同じものがある」と気づいた人だけが、どんどん病気がよくなっていくのです。

私が何も言わなくても、私のことをわかる人はいると思っています。か

つて私がどういう存在であったかをわかる人というのは、この中にもいらっしゃいます。オーラが見える方ならわかると思います。オーラが見える方は、私がどういう存在であるかということがわかるのです。

また、私のことをいろいろな形で表現される方もいらっしゃいます。最初に私のことを表現された方は、宗教界の人でした。その人は、私に、

「先生には、不動明王がついていますね」

と言われました。

ある人は、私のことを父というし、ある人はメシアといい、あるいは宗教を信じていらした方などは、私を教祖のような人だといいます。生長の家の谷口雅春、中山みき（天理教の開祖）さんのような方ですね、とか、世界救世教の岡田茂吉に似ていますね、などというわけです。つまり、私の話を聞いていると、教祖が言っているのと同じだというのです。

修道院に講演に行ったときなどは、終わったあとで、

「先生の話をうかがったあとに聖書を読むと、内容がよくわかります」

とおっしゃっていました。

そうした人たちがなぜそのようなことを言うのか、私にはわかりません。

ただ、私が言っていることは、宗教を起こした人と似ているということです。しかし、私は彼らとは違うこともたくさん言っています。

「みなさん一人ひとりの中に、病気を治す力がありますよ」

というのは、そのひとつです。

そして、みなさんが成長されたならば、自分で自分の病気を治すだけでなく、多くの人に喜びや幸せを与えることができると、私は言っているのです。

私をメシアまたは造り主と思う人だけがガンを始め、病気が治るのです。私を造り主と思えるようにならないと病気が治ることは絶対にありません。

勝手に治っていく人があまりにも多いので、戸惑っている

自分の病気が治って幸せになった人というのは、他人の幸せを願わないということはありえません。自分が幸せになれば、必ず他人の幸せをも願うようになるのです。

それは、みなさん一人ひとりが、もともと一つにつながっているからなのです。

なぜ、すべての人を許さなければならないかといえば、人にしたことは自分にしたことにほかならないからです。人を憎むということは、それは自分の体を憎んだことと同じなのです。人を恨めば、自分の体を恨んだことになるのです。これは当たり前のことです。みなさんが病気になったとしたならば、自業自得であり、自分のせい、自分の不徳なのです。他人の

まいた種が実り、それをあなたが刈りとることはありません。

みなさんのなかには、まわりが悪いから病気になった、と思っていらっしゃる方もいることでしょう。先天的な病気を持っていいらっしゃる方なら、それは親が悪いと恨みに思っているかもしれません。難病の方も、もしかしたら親を恨んだりされているかもしれません。

しかし、それはとんでもない勘違いです。自分のことは、すべて自分がつくったことなのです。そのことが理解できるようになると、まわりがどうであろうと、自分が幸せになればまわりも幸せになるということが、だんだんわかってくるのです。

それと同時に、私と接することにより、自分の中にこそ治す力が出るのだということもわかってきます。それを、私はみなさんに教えてあげているのです。災難や事故でも、自分のまいた種が実ったのです。

みなさんが私の話を聞いて、

「そうなんだ、そうなんだ」

と思えば、あるいは気づけば、私からのエネルギーは入っていき、病気というのは勝手に治っていくものなのです。

しかも、最近では、勝手に治っていく人があまりにも多いので、戸惑っているほどです。なんでこんなに治るのですかと、私自身が思っているのです。驚くことに、私の本を読んだだけで、ガンが治ったという人が現実に出てきています。それも一人や二人ではないのです。このような事実から、私自身が「いったい、私は何者なのか」ということがわかってきたのです。

登校拒否の子どもに「いじめた子を許しなさい」と言った

ここに、あるお母さんからいただいた手紙があります。

なぜ、このような手紙をもらうことになったかというと、以前、お子さんがいじめにあって登校拒否になり、四回ほど遠隔治療を施したからです。すると、どうでしょう。そのお子さんは、学校に行くようになったというのです。はじめは、お母さんや養護の先生が、保健室でもよいからと、保健室登校を勧めたらしいのですが、そのお子さんは、

「なぜ保健室に行かなければいけないの？　僕は自分の教室に行く」

と言ったそうです。

そのお子さんは、おそらく私の波動を受けて、すべてはつながっているということが、それとなくわかってきたのでしょう。そのことで、自分をいじめた子どもを許さなければいけないという思いが生じてきて、それが学校に行き、自分の教室に行くという行動につながったのでしょう。

その思いが、どういう言葉になって出てきたかについて、手紙にはこう書いてあります。

「僕の人生なのだから、僕が決める」

そう言ったそうです（拍手）。

私は、その子どもさんに、

「あなたはいじめられてたいへんだったけれども、そのいじめた子どもの幸せを祈ってあげなさい」

と、三回ほど、電話で直接言いました。

すると、そのお子さんはみるみる成長していきました。つまり、電話を通して私から刺激を受け、勝手に成長していったということなのです。

このように、登校拒否のケースは、お母さんが、私に四、五回電話をして、私の本を読むようになれば、ほとんど解決すると思っています。なぜならば、子ども自身に、なぜ許さなければならないかということがわかってくるからです。

すべてはつながっている。すべては一つであることがわかるからです。

自分と他人とは、もともとつながっています。つながっているから、私が言ったことを、じつはもうすでに知っているのです。知っているけれども、内部に黒いものが重なっているために、気づかずにいるだけなのです。したがって、私の刺激によって、そういうものが少しずつ剥《は》がれていくにつれて、すべてはつながっているのだから、許さなければいけないということを、なんとはなしにわかるようになるのです。

そして、その人の心が大きくなれば、いじめっ子がいっぱいいる学校に行っても、もはやいじめにはあわないのです。心が狭い人たちは、心が広い人の前では、もうものが言えなくなるからです。エネルギーを出す人や強い光のもとでは、静かにならざるをえないのです。だから強い光が出てくると、悪いものの影響を受けることはなくなります。

このお子さんも、悪い光、悪い部分の影響を受けることは、もはやないのです。もともとある光が、私からの強いエネルギーによって、たまたま出てきただけなのです。これこそが、登校拒否が治る一番簡単な方法ではないかと思っています。

そして、それはなによりもお母さんが、私を信じているからこそ起こることだともいえます。お母さんが私を信じていなければ、そのお子さんが私の方を向くということはありえません。一歳でも私を信じる子どもがいますが、それはお母さんが私を信じているからです。ゼロ歳児であっても同じです。子供たちの意識というのは、一〇〇％といってよいくらい、お母さんの意識そのものです。お母さんが私の方を向くなら、子供の悩みごとや病気は解決できます。

しかし、お母さんが私の方を向かなければ、そのお子さんの悩みごとも病気も、解決しません。お母さんが自分のまわりを許すことをしなければ、子供がまわりを許すことなどありえません。そして、お母さんが人を許せるようになるには、私の方を向かなければなりません。そうでないと、人を許そうなどという気持ちには、とてもなれないからです。

私の方に向く人は限られています。なぜなら、私に会ったり、私の本に出合う機会を持つ人が限られているからです。私の方を向いた人しか幸せにはなれません。すべてをつくったものと直結しているのは、今のところ私しか人類史上いないからです。

現在は、私を全く知らない人がまぎれこんできても、その人を私が治療すると私を造り主と思えるようになります。私を造り主と思うと、自らもエネルギーを出せるようになります。私とはレベルこそ違え、自分も造り主になるのです。

元である私の方を向くことで、病気は治る

人を許すという気持ちは、もともとその人の中にあるからこそ出てくる

くるものではありません。

私の本や講演、ビデオが、みなさんを刺激して、みなさんの中にもともとあったものが出てくるのです。新しく、ああだ、こうだと本を読んだり学んだりすることで出てくるのです。一生懸命ノートを書き取り、それを覚え、答案用紙をつくって、百点満点だから、人を許すというのではありません。

みなさんのなかに、もともと人を許さなければならないという気持ちがあるのです。すべてはつながっている、すべては一つであるということを、みなさんはもともと知っているのです。

ですから、そのことを私の本やビデオや講演などで、見たり聞いたりすることで、みなさんが「そうだ、そうだ」と思うだけなのです。そう思うだけで、私からのエネルギーはみなさんの中に入り、みなさんの悩みや苦しみ、真っ暗闇のものが、明るくなっていくのです。そうして、自分の意識がエネルギーを出したら自分の内側が光ることによって、自分の肉体が照らされるのみならず、まわりもまた照らすようになるのです。光は外を照らすが、エネルギーは内にも振動を与えることができます。

みなさんが、あの人は嫌だから、この人は以前に私の悪口を言ったから、自分がほしいというものを隠していたから、私は光るようになったけれども、あの人にはエネルギーや光が届かないでほしいなどと思うことは、まずないでしょう。それに、たとえそう思ったとしても、エネルギーや光は届いてしまうのです（笑い）。このエネルギーというのは、何があっても遮《さえぎ》られず、隔てられないからです。そのエネルギーの入った光を、「白光《びゃっこう》」と言います。潜在意識と白光は同じです。

みなさんがエネルギーを受け白光になると、まわりにどのようなものがあろうと、それらを通り抜け、けっして妨《さまた》げられることはありません。この白光は、距離的にもどんどん遠くへと広がっていきます。また、意識のなかにおいては、いつでもそれを受け入れることができます。

ですから、私の白光はたとえどこへ行っても、どこの星へ行こうとも受けられるはずです。フランスにいてもイタリアにいても受けられます。太陽系の外であろうとも、受けられるでしょう。みなさんが持っている光は私のエネルギーを受けて、エネルギーを出す存在（白光）になるのです。あとは、エネルギーの強さ、どの程度エネルギーが強くなるかどうかの差だけです。エネルギーの強弱については、人によって違いがあります。白光にも強弱があるのです。

それでも、みなさんの出すエネルギーは今後ますます強くなって、どんどん私に近づいてくるでしょう。みなさんが私の方に近づいてくると、私はまた遠くに行きますが（笑い）、それを見て、またみなさんは私に近づこうと思うことでしょう。

ですから、きりがないのです。無限なのです。でも、私がどんどん遠くへ行くことによって、みなさんも私を目標として、どんどん遠くへ行くことができます。目標がないと、どこへ行けばよいかわかりません。世の中の多くの人々が迷っているのは、そのためです。私は白光（エネルギーのある光）を出すが、みなさんはエネルギーを出すのです。

本を読めば、そのときは「ああ、そうだ」と思うことはあるかもしれませんが、それだけでは元《もと》を向いたことにはなりません。元とは、私の方を向くということです。たとえ聖者と言われる人の方を向いたところで、本当の元を向いたことにはなりません。なぜなら、元々のところにいるのは私だけだからです。

だからこそ、私は言うのです。

「私のそばにいるだけで、病気は治るでしょう」と。

私のそばにいるかぎり、世界のどこにいようと病気は治るのです。しかし、私のそばにいない人は、たとえ身近にいようと病気は治りません。私のそばにいるということは、私の方を向くということです。私の方を向くことだけが、病気を治せる道なのです。これは、いま世界中にいる六十三億人すべてに言えることです。

ただし、六十三億人の中に、一人でも私と同じような人がいれば、その人のまわりにおいては、同じことが起こり得るでしょう。でも、いま現在ではそのようなことは起きていないようです。ですから、いま現在においては、私の方を向くことなしに、世界中の人の病気が治ることはいっさいありません。

ガンは、じつはとても治りやすい病気である

みなさんの方を向いた人たちも、幸せになっていく

ここにお集まりのみなさんは、そのようなわけで、私の方を向くことで、病気が治るチャンスを与えられたということになります。

なぜ私が元なのかといえば、宇宙万物すべてのものをつくっていたもの

と、私とが直結していて、私の意識がそこにあるからにほかなりません。

　私の意識は、どこまでも大きくなることができます。そして、みなさんは、私を知ることによって、その意識をますます私に近づけることができます。近づけば近づくほど、大きな思いやりを、多くの人々に分け与えることができるのです。すべての人を許すことができるようになるのです。つまり、みなさんは私の方を向くことで幸せになっていくということです。

　では、みなさんの方を向いた人たちはどうなるでしょうか。そういう人たちもまた、もちろん幸せになっていくでしょう。みなさんが私の方を向き、家族や親類などまわりの人がみなさんの方を向けば、結果的には、すべてが私の方を向くことになるからです。

　まわりの人がみなさんの方を向くのは、みなさんが幸せそうに見えるからです。みなさんが幸せになれば、まわりの人はそれを見て、必ず真似をしようとします。真似をすることで、自分も幸せになれると思うからです。

彼らは、今はまだ幸せではありません。だからこそ、幸せになるために、一生懸命勉強したり本を読んだり、お金を貯めたり、物を集めたり、健康食品を変えてみたり、高い薬を買ってみたりするのです。しかし、そのようなことをして幸せになった人はいません。

もし、お金持ちが幸せになるとしたならば、お金持ちは病気にはならないはずです。それに、たとえ病気になっても、治るはずです。しかし、実際には、どんなに大金持ちであっても、金持ちだからということで病気が治ることはありえません。

多くの人は、長い時間寝ていても睡眠をとれていない

最近のよい例をご紹介しましょう。

マイケル・ジャクソンというアメリカの人気黒人歌手を、みなさんもよ

くご存じでしょう。あるいはジョージ・ブッシュというアメリカの大統領がいます。彼らは、ともに大金持ちですが、幸せになるということはありません。彼らは、あまりよく眠っていないからです。しかし、みなさんは、マイケル・ジャクソンよりも、ジョージ・ブッシュよりも、昨夜はよく眠っておられたはずです（笑い）。

病気が治ったか、あるいは幸せになったかどうかを測る一番よい方法は、睡眠がとれているかどうかです。睡眠がとれていない人は、病気は治りません。睡眠をとることによって、病気は治るのです。安定剤を飲んで寝るのは、睡眠とはいえません。

ここに集まっておられる四百名の方は、昨夜はよく睡眠がとれたはずです。しかし、それ以外の方たちは、よく睡眠をとっていらっしゃいません。眠っても睡眠をとっていないのです。眠ることと睡眠をとることとは、別なのです。睡眠をとることは、自分の体を癒すことなのです。ですから、みなさん方は自分の体を癒すことができているはずです。

しかし、多くの人は、睡眠をとっていません。寝ていても睡眠をとっていません。

医学用語に、※レム睡眠とかノンレム睡眠という言葉があります。これは眠りが浅いか深いかを表す言葉ですが、ノンレム睡眠になっている人は「われは主なり」という意識の持ち主です。陽がある人です。陽で振り子が回るんです。そういう意識の持ち主しか、ノンレム睡眠の波動は出ません。ノンレム睡眠かレム睡眠か、ただ寝ているかは、午前二〜五時に調べます。

ガンは、一番治りやすい病気である

「われは主なり」とは、「すべてを許す」という意識です。「すべてを許す」という意識になってくると、ガンは治るのです。その意識を持ちさえすれば、すべての病気が治るかといえばそうではありませんが、少なくともガンは治るのです。ガンは、「われは主なり」と思うことで治せる、一番治りやすい病気です。「われは主なり」は、ガンは治るということと同じです。

一年前か二年前のことですが、

「ガンは一番治りやすい病気ですね」

という言葉が、あるとき私の口からポロリとついて出ました。なんでガンが一番治りやすい病気なのか、世の中の常識では、ガンは一番治りにく

※レム睡眠。眠っているのに脳波上では覚醒《かくせい》時の所見を示す状態。睡眠中はレム睡眠とノンレム睡眠とを繰り返すが、レム睡眠時は夢を見ていることが多く、睡眠中に「急激な眼球運動」(rapid eye movement)が起こることから、その頭文字をとってレム＝ＲＥＭの名がついた。一方、ノンレム睡眠は、レム睡眠以外の睡眠で、ゆるやかな振動数の脳波が現れることから「徐波睡眠」とも呼ばれている。成人では、一夜の睡眠の約八〇パーセント近くがノンレム睡眠であるといわれている。しかし、ここでいわれているノンレム睡眠は、そのような一般的な医学上のことではなく、もっと深い意味でのことである。

い病気のはずではないか、そのときは誰もがそう思われたことでしょう。無理もありません。私自身、なぜそのような言葉が口をついて出たのか、そのときはわかりませんでした。

私のまわりでは、七、八年前くらいからガンが治っている人たちが現れはじめました。

そこで私は、その方たちの過去の写真を取り出して、いろいろ調べてみました。すると、その方たちのいずれにも、「われは主なり」または「われは子なり」という波動が出ていることがわかりました。「われは主なり」は「われは聖霊なり」と同じです。「われは主なり」も「われは子なり」に共通する言葉は、「陽」です。

ついでに、ここで陽と陰についても説明しておきますと、無限大の前向き、完全に前向きな人が陽です。たんなる前向きな生き方では、まだ陰です。前向きな生き方をしている人は、すべてつながっていることが理解できています。

ただし、「われは主なり」が出てガンは治っても、ガンによってもたらされた症状が治るわけではありません。これを私は、「ガンの後遺症」という言葉で表現しています。あるいは、他の病気の場合には、筋肉や靭帯《じんたい》が固《かた》くなっているなどという言い方をしています。

そういう部位が固くなっている人の場合は、たとえガンが治っても、足が痛かったり、首が痛かったりという症状は残ります。そういう症状をとるのは、みなさんにとって、これからの問題ということになります。

ですから、今後は筋肉や靭帯の固さを取っていくことが求められるわけですが、すでにこの中の何人かの方は、それをご自分でできるようになっていらっしゃいます。足が悪い人がいれば、そこを触るだけで、柔《やわ》らかくすることができます。そうして、ご自分のまわりの人たちの病気の症状をも、みなさんは緩和させてあげることができるようになっていくと思っています。

　ガンが治った人、あるいは他の病気などが治りかけている人、また意識がどんどん高くなっている人は、自分の症状を取り除くだけでなく、まわりの人の症状をも取り除くことができるようになるのです。「すべては一つ」ということは、「われは子なり、われは主なり、われは聖霊なり」ということです。

「われは主なり」とは、五大を超える意識波動の四乗です。「五大」というのは、地・水・火・風・空を表しますが、そういう言葉を使うと、みなさんの中には難しくてわかりにくいとおっしゃる方もいます。事実、最近私が書いている文章は、難しくてわかりませんとおっしゃる方もいるようです。

　実は私も、五大がどこの哲学用語なのかわからなかったので、昨日ある方にお聞きしてみますと、おそらく中国ではないですかと言われました。

その五大を超える意識というものが、みなさんの中にどんどん出てきているのです。この五大を超える意識が出た人というのは、すべてはつながっているという波動と一緒なのです。

五大を超える意識波動の四乗が「われは主なり」なのです。肉体は地を表現しています。次元世界のやさしさ、思いやり、謙虚、寛容が身についています。他人からみると、どうしてそんなにやさしくて、思いやりがあって、謙虚なのか、そんなに広い心をどうしてもっているのと思われる生活をしています。

さらに、五大を超える意識波動と、それのもっともっと上の意識もあります。五大を超える意識波動の一乗とは、「人（ひと）」であり、五大を超える意識波動の二乗は「観音」（人類）です。三乗は「万物の創造主」です。そして四乗は、「エヘイエー・アシェル・エヘイエー」と言います。「われは主なり」は、「われはエヘイエー・アシェル・エヘイエー」なのです。

私の講演会に来ただけで、ガンは治る

この会場に、私の六番目の娘がアルバイト先でお世話になっている薬剤師の方がいらっしゃるかと思います。大変素直な方で、見えないものの存在を認めていたのでしょう。私の教えを聞いたあと、すぐ「われは主なり」「われは聖霊なり」と思えるようになっています。数分さわってあげましたら、「われは主なり」「われは聖霊なり」はもっと強く思えるようになりました。

多くの人に「われは主なり」「われは聖霊なり」がすでに出ている人もいます。そういう方たちが治療されたら、おそらくものすごい力を発揮されるのではないかと思っています。みなさん自分の固くなっているところを

触って、柔らかくなるかどうか試してみたらよいでしょう。

「われは主なり」は、すべてを許せる人です。

「すべてを許す」という方は、ここにも何人もいらっしゃいます。そして、今後もかなりの方に出てくることでしょう。

「われは子なり」のある人は、すべては一つという意識のある人です。この人たちは、エネルギーそのものを出せるのです。真空エネルギー、宇宙エネルギーではなくて、エネルギーそのものを他人にまたは自分の肉体に与えることができるのです。

「すべてがつながっている」ことを理解している人は、私の方を向いていて、前向きな生き方ができる人です。おそらくここにいらっしゃる全員に出ていると思います。もしここにガンの方がいらっしゃるなら、すべてを許せるようになればよいのです。そうなると、ガンは消え、治ります。また、今ガンの方も、私の講演会においでになり、私と共鳴できるなら、ガンはすぐ治るでしょう。

近々、私は大阪で講演会を行ないますが、ガンが治らないで苦しんでいる方が、私の噂を聞いて講演会に来て、私に共鳴すれば、おそらくガンは治ることでしょう。そういうことがいとも簡単に起こると思っています。本当に私のところでは、ガンがゴロンゴロンと治っているからです（笑い）。

「われは主なり」の波動がある人は、私のまわりに集まります。私が造り主で、患者さん達は造られし者です。もっとわかりやすく言えば、私が親で、「われは主なり」の人はいずれ子になるのです。「われは子になり」になるために集まってくるのです。「われは子なり」の人が父のところにくるのは当たり前でしょう。「われは造り主なり」と「われは父なり」は同じです。

ガンが治るのは、珍しくもなんともないこと

つい四日くらい前に、周囲の人がもう駄目かもしれないと思ったガンの患者さんがいましたが、今はもう治っています。そのように、一週間くらいでガンが治った方は、本当にたくさんいらっしゃいます。おそらく今後は、二、三日で治ったなどという人も出てくるでしょう。

それは、みなさん方の中に、もともと治す力があるからにほかなりません。私から出る強いエネルギーが、みなさん方がもともと持っている光に当たり、エネルギーもしくは光を外に出すようになるからです。ですから、ガンが治るのは珍しくもなんともないことなのです。嘘みたいによくなります。

かつて、ガンが治らなくて苦しんでいらした方が、私のところに来られ

ても、まだ私の力がそれほど強く出なかったため、一カ月も二カ月もかかるときもありました。それでも、その人をなんとかしてあげたいとの思いが、私のなかで強くなると、その方の病気を治すような力が私から出てくるのです。

手術をしたものの、医師はガンが見つからないで困った

ガンだと診断して、開腹したものの、ガンが見つからなくて困っている病院の先生方もいらっしゃいます（笑い）。私の患者さんで、開腹してみたところ、ガン細胞は発見されなかったという方は、けっこういらっしゃるのです。乳ガンで手術をしたところ、ガン細胞がなかったと言われた人は、四人ほどいます。

乳ガンということで切除をしたものの、ガン細胞はなかったという人も

たくさんいれば、大腸ガンと診断されて開腹手術を受けたものの、ガン細胞がなかったために大腸ガンと診断されずに終わった人もいらっしゃいます。

手術する一週間前まではガンの診断のままなのですが、蓋を開けるとガンが消えているのです。腫瘍はあるがガンではないのです。本当に不思議ですが、実際にそういうことが起きているのです。私自身、医者として、なんでそんなことが起きるのだろうかと不思議でたまらないのです（笑い）。私の目の前でそういうことが次々と起こるものですから、本当に私の方が、いったいどういうわけか聞きたいくらいです。

エネルギーに照らされているうちに、闇夜が消えたとしか表現のしようがありません。極端にいえば、一分で治る人もいます。自分のなかにそういう強いエネルギーが出てきたとたんに、ガン細胞が正常細胞に変わってしまうのです。

目が不自由な方もそうです。私の治療で目が見えるようになるわけですが、私を救世主と思うと、たちまちのうちに見えるようになるようです。ほんとうに心からそう信じただけで、目が見えるようになり、耳が聞こえるようになるのです。私を造り主と思えたらもっとよくなったはずです。

私を信頼できるかどうかによって、すべての病気は治るか治らないかが決まるのです。私を信頼できないとき、病気は治りません。これは決まったことなのです。

ガンは自己治癒力で治るが、症状は自然治癒力がないと治らない

ここにおいでになられている四百名のほとんどの方は、前例のない生き方をしていることでしょう。もちろん、程度は人によって差があります。なかでも、無限大の前向きな生き方をして私を救世主と思う人が数多くい

らっしゃいます。すべてを許せる人は、私のことを救世主と思っておられます。

ただし、前向きに生き、すべてはつながっていると思っているがまだ人を許せない人は、私を救世主とは思っていません。それでも、私の方を向き、前向きな生き方をしているので、自然治癒力が出ます。前向きに生きることにより、自然治癒力は出るのです。

また、「われは主なり」と思う人からは、自己治癒力が出ています。

そしてこのなかには、自己治癒力と自然治癒力が無限大に大きくなっている方もいらっしゃいます。それは、すべては一つという意識になっている人です。すべてはつながっていると思っている人は、自然治癒力がありま す。

すべてを許せる人には、自己治癒力があります。

すべては一つという意識の人は、「われは子なり」の人です。その人には無限大の自己治癒力があります。自然治癒力は組み込まれています。

自己治癒力と自然治癒力の違いを、私はかつて出版した本にも書いたと思いますが、私にまだそれほど力がない頃というのは、自己治癒力がない人の場合、悪いことをすると必ずガンは再発していました。

大きなガンがぺしゃんこになっている方たちは、私を救世主と思っておられます。そういう方が、もう何人もおられます。

でも、その方たちの場合、自己治癒力が出ていないために、隣の人を憎んだり、あるいは健康食品に手を出したりしてしまうのですが、そうなるともはや自然治癒力もなくなってしまいます。だから、またガンが現れるのです。

そういう方が過去に十人近くいます。本来なら、自己治癒力が出ていれば治っているわけですから、再発はしないはずです。でも、自然治癒力はあるけれども、自己治癒力がない人の場合、再発する恐れはあるのです。

ただし、いままでは自己治癒力が出ている人が多くなり、そのため自然治癒力が出てきた人もたくさん現れるようになりました。自己治癒力も自然治癒力も無限大に出てきている人は、このなかにも十名近くいらっしゃるはずです。

自然治癒力は、ここにいらっしゃる多くの方に出ています。自然治癒力が症状をとる力であるのに対し、自己治癒力は病気を治す力であると、かつて私は言ったと思います。ですから、ガンの方の場合は、自己治癒力で治るわけです。

野島医院で、ガンが治った方は、もうすでに百名を超えているでしょう。これが、二百名、三百名となるのに、そう長くはかからないと思います。今年（二〇〇四年）は、一カ月に十名から二十名といったペースで、ガンは治っていくのではないかと思っています。ガンはどんどんよくなっていくことになるでしょうが、実はそれからが大変なのです。

自然治療力があるとか、自己治療力がどうのこうの言うことは、今ではあまり意味あることではないのです。

大きなエネルギーに照らされると、光はエネルギーを出すようになってきたのです。私のエネルギーが入ると、みなさんはエネルギーを出せる存在になるようになったのです。

エネルギーを出せるようになった人は、私と同じようなことができます。私のまわりで起きていることが、みなさんのまわりで起きることでしょう。

私に代わって治療してくれる人を育てたい

ガンが治り、最高百六十歳まで生きることになる

ガンが治ったということで、また別の問題も出てきます。当然余命が延びるわけですから、私の計算では？マークがつきますが、おそらく最高百六十歳くらいまで生きるようになるのではないでしょうか（笑い）。この世

を去るのが、なんと百六十歳というわけです。そのような方が、大勢現れるようになると思います。

私は、余命についても調べてみたのです。そうすると、余命だけで五十年とか六十年などという方が、ずいぶんいらっしゃるのです。これには、私自身が驚いています。ただし、百六十一歳まで生きるという方は、まだ出ていません。

つい何カ月か前までは、八十何歳とか九十何歳くらいでした。しかし、私から出るエネルギーがどんどん強くなり、それに合わせてみなさんも変化していくにつれ、なんと百六十歳にまでなってしまったのです。ほんとうに、どうしようかなあと思います（笑い）。そうなると、みなさんの人生設計は大いに狂ってしまうことでしょう（笑い）。

もちろん、ここに来ていらっしゃる方で、病気が治った人は、最後までちゃんとしていられると思います。現在、ガンの後遺症が残って苦しんでおられる方も、自分で治療ができるようになるのではないかと思っています。後遺症が自分で治療できるようになり、どんどん症状は和らいでいくものと思いますが、二百名なり三百名なりの元ガン患者さんを診察していた私自身が困ってしまうのです（笑い）。ですから、私の代理をしてくれるような人がどうしても必要なのです。

というわけで、私の元患者さんたちが鍼灸《しんきゅう》学校に行ったり、医学をめざして勉強されたりしています。私のところに勉学に来ている学生さんもいます。

そういう方たちが、みなさんの相談相手になり、治療ができるようになるといいなあと思っています。そういう方が各県に何人かいて、私と連絡を取りながら、治療に当たってくれるというのが理想です。そうなれば、私はバリ島あたりで遊んでいても安心なわけですから（笑い）。そうなればいいなあと、実は期待しているのです。

テレビ治療などということも考えている

実際、その方法というか手段も考えているのです。国際間で電話ができる携帯テレビがそれです（笑い）。実はここにそれを持ってきていて、これだと話をしながら私の顔が映るので、これを使って患者さんと連絡しようとしたところ、なんとここでは「圏外」になってしまっています（笑い）。

でも、これからは技術がもっとよくなりますから、ボーダフォンと結託して、テレビ治療のノウハウを売ろうかと考えたりしています（笑い）。

この方法で、毎日、ないしは一週間に一度でも、私の顔を見ることができれば、おそらくみなさんは安心されるでしょう。声だけでなく顔まで見られるわけですから。ただし、今の技術では、まだ海外からテレビ電話で通信することはできません。

今手元にありますので、ちょっとお見せしましょう。これだと、私の顔も映りますが、みなさんの顔も映るわけです。そうすれば、これを通じて全国各地で私の治療を勉強する人たち、治療師さんたちに、直接ああだ、こうだと指示することができますから、きっとうまくいくのではないかと思うのです。

私に十の力があるとして、そのうちの六なり七の力でも、そういう方たちに出していただけたならば、おそらく四、五年先には、いまの私と同じ力が出るようになるのではないかと思っています。そうなると、私のところにいちいち来なくてもよいのです。そういう可能性が、いま出てきているということです。あと三年後には五、六人の人が卒業することになっていますので、各地で大活躍してくれるものと期待しています。

まずはみなさんのまわりの人に触ってあげてください

人を治す力が出てきたからといって、なにもそれを仕事にする必要はありません。自分の家族なり親戚の人なりには、ボランティアでやってあげてよいのです。

ただし、お金を取ってはだめです。それだと違法ということになってしまうからです。

お金を取ろうと思うのなら、どうしても国の免許が必要です。鍼灸学校に行くとか、按摩《あんま》マッサージを学ぶとか、医学を志すなどしなければいけません。人に触ることを生業《なりわい》とするなら、医療法に適合した形でやらなければなりません。

そうした免許をとった人は、そういう治療が可能になります。それによって、ガンだけではなしに、他の病気も治るのです。アトピー性皮膚炎も喘息も過食症も、登校拒否も引きこもりも治るのです。

そういう病気は、エネルギーが不足しているために起きるからです。エネルギーが不足していても、補う人がいればよいのですが、そういう人がたくさん出てこない限り、世の中は幸せになれません。世の中を幸せにしようと思ったら、どうしても苦しみとか悩みなどの闇を消す必要があります。闇を消すためにはエネルギーまたは光が必要です。光を出す人が多くならない限り、闇夜は消えません。光は外の闇を消しますが、エネルギーは内の闇も消します。

強いエネルギーを出す人が各地に現れて、しかもそれを業としてやるようになると、ものすごいことがこの日本で起こるようになるのではないかと思います。このままでは病気が治らないことに、みんな気がつきはじめています。

エネルギーが不足して起きる病気は、世界中どこに行っても治りません。今のところ私のところに来る以外にはないのです。私のところに来るということは、私を信じている方のところに行くことでもあります。その人のところに行けば、病気は治るということです。そういう可能性はあるのです。それがもうすぐ起ころうとしています。もう少しの辛抱というわけです。

ですが、今日からでもできるものでもあります。それは、みなさんの家庭でできることです。みなさんのお祖父《じい》さんやお祖母《ばあ》さんが、腰が痛い、足が痛い、頭が痛いと訴えたなら、あるいは子どもたちが風邪を引いて寝ていたら、どうぞ触ってあげてください。そうすれば、みなさんのなかでものすごいエネルギーが出ていることに気づかれることと思います。

もしかしたら、みなさんのなかには、私が「みなさん方は光だ」などと言っていることを、本当だろうかと疑問に思っていらっしゃる方がいるかませんん。しかし、光では症状はとれても病気は治りもしれません。でも、これは本当のことなのです。それは、実際にみなさんが触ってみればわかります。しかし、光では症状はとれても病気は治りません。

みなさんは私のエネルギーを受けて「我は主なり」とか「我は子なり」となり、エネルギーを出すようにならなくてはいけないのです。

みなさんの出すエネルギーがまだ弱いときには、私と連絡したら強くなります。連絡するたびに私から出るエネルギーがみなさんに送られますから、みなさんから出るエネルギーはさらに強くなるのです。連絡されるたびに強くなります。でも、しょっちゅう連絡してこられたら、それはそれで私が困りますが(笑い)。

私のところに連絡をしてくる人は、一日に四十人から五十人、多いときで六十人くらいいます。私は朝六時から働いていますが、六時から七時半くらいまでの間に、十五件以上来ます。一時間に五、六件としても、八時間で四十件ですから、一日では相当数の連絡が入ることになります。

このように、一日に大量の電話が入るわけですから、大変といえば大変なことなのですが、だからといって誰かから電話をいただいたことで、その後十分間くらいはその人のことを私が考えているかというと、実はそういうことでもないのです（笑い）。頭に残っているのは、せいぜい何秒間かくらいです（笑い）。でも、連絡された方が私の方にチャンネルを合わせて十分間思われるだけで、私のエネルギーがその方にどんどん送られることになります。それによって患者さんは成長され、症状は改善されていきます。病気が治っていきます。

遠隔治療はもちろん、電話でも、一緒に旅行してもよくなる

また、私の本を読むことによっても症状が改善されるということもわか

っています。本を読んだだけで、私の力がそこから出るからです。エネルギーが出ているのは私の本だけです。今では私のサインからも強いエネルギーが出ています。本を読んで早期胃ガンが消えた人もいます。

遠隔治療をして、ガンが消えた人もいます。今では、それは珍しいことではありません。

ここに十一月二十一日付けの私宛のファックスがありますが、そこには「ただいま電話しました○○です」とあります。実は。この方は治っています。最初、この方は複数の医師に診断を受け、いずれも早期ガンであると言われました。

そこで私が、一度だけ遠隔治療を行ったのです。すると、そのたった一回の遠隔治療でガンが治ったのです。

ガンが治っていたのは、二週間後の病院での生検（組織を取って調べる検査法）で明らかになりました。そんなことがあるはずがないということで、もう一度検査しましょうと言われたそうです。

このように、私の遠隔治療を受けてどんどん症状がよくなっている人は、実際にたくさんいるのです。

この会場には、東京の聖路加国際病院に入院されている方のお友だちという方が来られています。この方の場合も、私の何回かにわたる遠隔治療で、確実に症状がよくなっていると報告されています。現実にそういうことが起きているのです。

聖路加国際病院というのは、看護体制や施設が、国内ではずば抜けてよいと言われています。そのため、費用もかなりかかります。部屋が全部個室なため、一日三万円かかるとも言われています。私に電話をすれば、二千円ですよ（爆笑）。

また、この会場にも来ていらっしゃるガン患者さんですが、一緒にイタリア旅行に出かけたら、やはりよくなられています。ですから、私のところにいらっしゃれば、よくなるのは当たり前なのですが、それ以外に電話でもよくなるし、一緒に旅行してもよくなることがわかってきています。

私から出るエネルギーが、また強くなっている

ガンというのは、一番治りやすい病気であると私は言いましたが、それは、ガン患者さんに「われは主なり」の波動が出やすいからです。ガンにかかった人は、もう後がないと思われるからでしょう。今では一回の治療で「われは子なり」になった人もいます。

後がある、まだまだ大丈夫と思っている人は、受容性が少し低いのです。私の十ある力を少し差し引いて受けとめてしまうようなのです。十あるうち、せめて五とか六くらい受けとめてくれたらよいのですが、一とか二とか、あるいは〇・二くらいしか受けとめてくれない人もいるのです。

それでも、最近は私の力が強くなっていますから、ほとんどの人がよくなっています。汗が出てきて、体が軽くなり、痛いところが消えるのです。膝が痛いと言う人に、遠隔治療をしながら、「膝を触っていなさい」と言うだけで、膝の痛みが止まってしまうのです。ほんとうにそのようなことが起きています。どこで治療しても、どんなにお金を使っても治らなかった症状が一回で消えたら、私のことを簡単にメシアと思えるようになります。

このようにびっくりするようなことが起きているのは、私から出るエネルギーが強いからなのです。それは、遠隔治療だけでガンがよくなる時代になったということでもあります。本を読んでよくなった人が、何人か出てきたということは、電話で私の声を聞いたり、テレビ電話で顔を見ただけで、私を受けとめる力がどんどん強くなっているということでもあるわけです。だからなおのこと、この文明の利器をなんとか利用できないものかと思うのです。

この電話は、一台一万五千円とのことですが、これを百台買えば、多少値引きしてくれないだろうかと思っています（笑い）。とくに、ガンの人にはこれをお勧めして、毎日電話されても困るのですが（笑い）、一週間に一、二回くらいの割で使えばよいのではないかと思います。これは、ほんとうに効果があると思いますし、経済的にも安くすむと思います。聖路加に入院するよりもずっとよいと思います（笑い）。

よくなりはじめても、途中でやめてはいけない

かつて聖路加病院に入院治療されていた患者さんで、うちの病院に転院希望を願い出た人がいました。

その人は、怪しげなヒーリングか何かをやっておられて、ずいぶん嘘の多い話をまわりの人にしていたようです。そうしたところ、自分自身がガ

ンになってしまって、慌てて聖路加病院に入院したのですが、いっこうによくならなくて、どこかで私の話を聞いて、電話をかけてきて、私の本を読んだりもして、私のところに転院したいと申し出たわけです。

ガンで入院して、よくなりもしないのに転院を希望するなど、聖路加病院にとっては初めてのことであり、そうとうにびっくりしたそうです。それでも、本人がなんとしてでも転院したいと言うものですから、聖路加病院としてはどうしようもありません。本人の意志を尊重して退院させ、その方は、鹿児島までタンカーで運ばれて、私のところに入院されました。

その方は、最初のうちは私をメシアだと信じていましたから、どんどんよくなっていったのですが、途中でお香をたきはじめたのです。人間というものは、よくなると今度は別の方に欲が出てくるものです。「われは主なり」になる前に、まちがったことを再びはじめたのです。よくなったのは自分の力もあったからではないかと思うようになり、やがてヒーリングのためかなにかでお香をたきはじめ、怪しげなものを唱え出したりしたわけです。

私を信じないのに入院していても仕方ありませんし、病院のなかでそのようなことをされると、ほかの患者さんに悪影響をおよぼすことになります。そこで、もう一度心を入れ替えて、私を信じて治るように励むか、それとも退院されて、ご自分のやり方でなんとかするか、どちらかにしてくださいと言いました。

そうしたところ、自分のやり方でなんとかするという方を選ばれて、退院されたのですが、なんとその三日後に、その人はお亡くなりになってしまいました。

最初の気持ちのまま、素直に信じ続けていたならば、よくなっていったのでしょうが、人間というのは、なかなか素直になれないところがあるものです。

今は、ほとんどの方が素直になっておられるのですが、私の力がまだ弱かった頃は、自分のなかにも、もしかしたらそういう力があるのではないかと錯覚してしまって、妙なことをやりはじめる人が少なからずいらっしゃいました。

もちろん、よくなる力というのは、みなさんのなかにもともとあるものです。もともと治る力を、みなさんは持っているのですが、私の力がまだ弱いころは、その人のその治る力というものを発揮させるところまで、なかなかいけなかったわけです。

本当は素直になるということは造り主の方を向くことなのです。私の方を向くことが素直なのです。ほかの人を向いても素直とはいえないのです。病気を治す力は、エネルギー、エネルギーそのものが出るようにならないと出てきません。真空エネルギー、宇宙エネルギーが出せるようになっても、病気は治らないのです。真空エネルギーとはエーテルの無限乗です。宇宙エネルギーはエーテルです。病気の人が持っているマイナスエネルギーをエーテルで消すことはできないのです。プラスのエネルギーでなくては消えないのです。人類史上でガンを始め病気が治った人は一人もいないと、私はよく話します。エネルギーを与えることができる人が、今までいなかったからです。エネルギーそのものをもった人はいなかったからです。

ガンは消えても、症状がやや残る

私をメシアと思っているときは、自然治癒力が出ますから、ガンは一時的に消えます。

一時的に、完全に消えてしまうわけです。患者の持っているマイナスエネルギーは、私をメシアと思うと完全に消えます。

しかし、プラスエネルギーにはなっていません。プラスエネルギー波動が出ていないときは治っていません。まだ治ったわけではないので、悪いことをはじめると、また出てくるのです。そういう方が過去にも何人もいらっしゃいました。

手術不可能で、ご飯も食べられないくらいにまで、悪化していた人が、そこからよくなりはじめて、とうとうガンが完全に消えてしまうところまでいったケースもあります。でも、それで家に帰ったとたん、また奥さんとやりあったり、医者にそんなはずがない、あなたが治るはずがない、もう一度調べてみようなどと言われて、本人が不安になったりすると、また症状がぶり返してしまう。本当に、そのようなことで、症状が出てくるものなのです。

しかし、今は違います。ガンが治った人には、自己治癒力が出てきていますから、元に戻ってしまうということはありません。私のところに来られてガンが消えた方は、これからはずうっと消えたままでしょう。ただし、症状はやや残るということです。

「われは主なり」になると、積極的な前向きな生き方ができるようになります。すべてはつながっているということを理解し、すべてを許せるようになった人です。他人を十秒間は非難しても、十一秒間は許さなくてはと思います。

「われは主なり」ではすべてを許すという意識にはなっているが、まだ自分を許してはいません。「われは子なり」になったとき、自分を許せるようになるのです。そして完全に自分を許せるようになります。

すべてを許せても、自分を完全に許せない人は「すべて」という意識になっていません。

実際には、私の治療を受け続けているうちに、後悔ではなくて反省が進みますので、自分をも完全に許すようになります。自分を許せるようになると、ガンは治りはじめます。「すべては私」という意識に、いずれなります。

ですから、今後はその残った症状をどうするかということが問題になります。あるいは、ガン以外の病気の場合はどうなるかということです。私は、ガン以外の病気の場合でも、「われは主なり」の波動が出れば病気が治るのだと思っていました。高血圧も糖尿病も治ると思っていたのです。でも、それだけでは病気は治らないのです。

「われは主なり」の波動が出ているだけではいけないのです。さらに、「われは子なり」の波動が出るようにならないといけないのです。「われは子なり」になると、宇宙エネルギー、真空エネルギーそのもの、エネルギーの無限乗が出せるようになります。

写真、名前、文章からもエネルギーは出る

「われは子なり」の波動が出ると、いろいろな病気が治る

では、ほかの病気はどこの意識になれば治るのでしょうか。高血圧症が治った方が過去にいます。その人の名前を今は思い出せませんが、記録に残っていますので、遡《さかのぼ》って調べてみたいと思っています。２００以上の血

圧が四年間も続いたという人は、ここにもいらっしゃいます。その方は、別れたご主人を許したとき、高血圧が正常値にまで下がっていました。

糖尿病などは、まだ「われは主なり」では治りません。「すべてはつながっている」「すべてを許す」と思っても、まだ治ってはいないようです。「すべてを許す」ということは、他人は許しているが、自分を許していないのです。「われは主なり」という意識の上の意識になれば治るのではないかと思っています。「われは子なり」という波動が出てくると、ありとあらゆる病気が治るのではないかと思います。

これまでのみなさんの意識は、マイナスエネルギーをつくっていました。ですから、「われは子なり」の波動が出るようになると、いろいろな病気が治るようになるのではないかと思います。プラスエネルギーが蓄積していきます。

とはいえ、「すべてはつながっている」の波動、「われは主なり」の波動で、いろいろな病気が治る事例があるのも事実です。自律神経失調症の方とか、ここにもおられるアトピー性皮膚炎と神経症の方などがそうです。

どのような治療をしても、どのようなものを飲んでも、どのようなものに頼っても治らないのを患者がすでに知っている人が私のところにきたら治ります。

本当の自分に気がつく準備ができているのです。すべてはつながっていること、すべてを許さなければいけないこと、すべては一つであることに気がつくこと、すべては自分であることがわかるのです。

ガン、アトピー性皮膚炎、卵巣嚢腫、子宮筋腫は、治る

アトピー性皮膚炎などは、「われは主なり」の波動で治ります。私の患者

さんで、アトピー性皮膚炎が一週間で治った人がいます。三年たっても治らなかったのが、ようやくここに来てよくなられたという方もいます。二年ちょっとかかって治った方もいます。ですから、「われは主なり」の波動が出てくるようになると、アトピー性皮膚炎やガンがよくなっていくようです。

脳性小児麻痺についても、治ってきている人は私のところにかなりいらっしゃいます。一歳の頃から足がおかしいとか、動きにくいなどといった症状が出ていた子どもが、四、五歳で正常な子どもに近い状態にまでなってきています。会場のなかにもいます。今後は、この子どもたちに、脳性マヒが治ったという波動は出ているかどうかを調べてみたいと思っています。子供が治るかどうかについては、母親が私の方を向いていないときは治りません。母親が私をメシアであるとか、造り主であるとか信じられる人の子供は病気が治るようです。子供は一歳でも私をメシアであると思うようになります。私は、これらの病気がどのような波動で治っているかを、全部振り子（フーチ）で確認することにしているのです。

そして、ほとんどの病気についても、「われは主なり」の波動が出るようになると、「治ってきている」という波動が出るのです。「治ってきている」という波動は出るのですが、「治っている」という波動は、まだ出てきていません。それぞれの病気によって、またどこまで意識が進むかによって、少しずつ違ってくるからです。

「すべては一つ」という波動、「われは子なり」の波動が出てくると、おそらくすべての病気は治るのではないかと思っています。

私は、患者さんたちのカルテの病名の欄に、高血圧症とか糖尿病とか、いろいろな病名を書き込んでいて、その方たちの病名の上に振り子を置いて、一つひとつ確かめています。そのとき、治ったという波動が出ていたならば、この病気はこういう意識の段階になったら治るのだということがわかり、みなさんに話すことができるわけです。今言えることは、アトピー性皮膚炎とかガンというのは、「われは主なり」の意識で治るということです。卵巣嚢腫とか子宮筋腫なども「われは主なり」で治ります。

しかし、ガンの後遺症として新しい病名がついている場合、その病気が治っているかどうかは、もう少し時間が経たなければ、はっきりしたことは言えません。

それでも、「われは聖霊なり」の波動が出るようになると治るのではないかと思っています。そのように、ほとんどの病気が、「われは聖霊なり」の波動で治るということがわかり出したのは、最近のことです。

「われは聖霊なり」になると、エネルギーを与えることができます。みなさんのまわりの人が変わっていくことでしょう。

みなさんは、おそらくこれからまわりの人に「われは主なり」の波動を出すことができるようになるでしょう。そうして、まわりの人を助けていく、そういう時代になってきているのではないかと思っています。

日本の宗教は、いい加減なところがよい

私は、このようなことがなぜ日本で起こりうるのかということについても考えています。これは、宗教とすごく関係があります。私がなぜ日本に生まれてきたのかということとも、ものすごく関係があると考えています。

宗教は、世の中の最大の罪です。殺人を犯すことよりも、宗教を信じることは悪です。でも、この会場には牧師さんもいらっしゃいます。お坊さんも今日ここに来る予定でしたが、入院されていて叶いませんでした。牧師さんやお坊さんが、これからどういう役割をしていくのか、それについては私もまだわかりません。ここに来ていらっしゃる牧師さんは、ものすごいパワーをお持ちですが、その限界を超えられるかどうかについても、

まだ私にはわかりません。

ここで、宗教のことについて少しお話したいと思います。

最近、イタリア旅行に出かけて、つくづく感じたことがあります。昨年のスイス旅行のときにも感じたことなのですが、私はあのとき、スイスは完全に死んだ国だと思いました。イタリアもフランスもやはり死んだ国であり、もう駄目だと思ったのです。なぜならば、いたるところに教会があるにもかかわらず、教会では救われないと気がついている人たちの数がものすごいからです。

ところが、みな救われないと思っているにもかかわらず、動きがとれないのです。宗教と政治とが複雑に絡《から》み合っていて、一種の〝キリスト教政治同盟〟といったかたちになっているからです。

日本の場合は、とにかくいい加減です（笑い）。私は、父が浄土真宗の戒名をつけてもらっていますので、浄土真宗らしいのですが（笑い）、先祖のだれがどこでどのように浄土真宗と契約したのかよくわかりません（笑い）。

また、宗教同士が排斥し合うことも、一部の宗教団体を除いてあまりありません。ほとんどの宗教は、他の宗教を排斥しようとはしません。それほど敵対視もしていません。それは、おそらくよいことであり、日本の宗教というのは、特殊な環境のもとにあるのではないでしょうか。

イエス・キリスト、聖母マリア、パブテスマのヨハネが悪魔であることは、あとでわかりました。道元も親鸞も法然も小さな悪魔です。日蓮は堕天使です。六十三億の人ほとんどがだまされているのです。だまされている人の病気が治るはずはありません。あなたは聖霊（主）にもなれるし、「子」にもなれるのです。光ではなくてエネルギーを与えることもできるのです。こんなことを書いて私が迫害を受けるかも、とご心配されるかもしれませんが、そんなことはありません。

携帯電話で撮った私の写真からも、名前からも、エネルギーは出る

昨日、私は、イエス・キリストという名前を書いてもらって、何人かに触ってもらいました。みなさんも、私の名前や仏陀の名前を書いて、触ってみたくださ い。これによって、いろいろなことがわかるのではないかと思います。

イエス・キリストの名前で、温かくなるか冷たくなるか。私の名前ではどうか。お釈迦様の名前、日蓮の名前ではどうかを、ぜひ試してみてください。これは大変に面白いことだと思います。

そのことと関連して、すごく面白いのは、私のことをみなさん携帯電話で撮られたりしていますが、私の姿が保存された携帯電話を触ってみてください。おそらく温かいはずです。携帯電話に保存された私の写真から、

絶えずエネルギーが出ているからです。嘘みたいですが、本当の話です。

また、私の顔写真をいろいろなところに転送される方もいますが、転送されたケータイ電話からもエネルギーは出るのです。ですから、それを触ると温かいのです。

このように、私の名前を書いただけでも、症状が緩和されるということにみなさんはだんだん気づいているはずです。私の本にそういうことが書いてあるのを読んで、すぐに実行され、私の名前を書いた紙を、何枚も重ねてその上に寝た方がいらっしゃいますが、その方の症状はどんどんよくなっています。ガンが治った人もいます。

これらのことが本当だということは、実際に体験した人が、どんどん増えていることによって、今や全国に知れわたったといっても過言ではない状態です。しかも、私の名前から出るエネルギーは、今日でまたさらに強くなります。明日はもっと強くなり、明後日はもっと強くなります。

ですから、わざわざ私のところに来なくても、「野島政男」と書いたものを、頭でも腰でも足でも、痛いところに置いて寝ると、不思議に痛みが止まってくるのです。そのようにしてあらゆる痛みが止まったり、ガンが治ってきたりする人が、これからはもっともっと出てくると思っています。

実際、そのような方たちからの手紙が、一日に二、三通は来ています。ファックスもEメールも来ています。そのうちのいくつかには、返事を書きましたが、最近はインターネットにそれを載せていません。毎日書いてはいますが、ここ三日間はさぼっています。

文章から出るエネルギーは、日増しに強くなっている

最近は、私のエネルギーが高くなってきているので、一回の治療で「われは主なり」「われは聖霊なり」が多くの人に出るようになってきました。

私に「すべては私です」という思いがあるので、みなさんの悲しみや苦しみを取り除いてあげているのは、実は自分のためにしていることなのです。私は、生まれたときから「すべて」という存在だったのです。すべてはつながっている、すべてを許す、すべては一つ、すべては私ですということに気がつくまでに時間がかかったのです。「すべては私です」だということが理解するにつれ、私の名前や、私の本から出るエネルギーが強くなってきているのです。

私が書いた文章からは、エネルギーが出るのです。そのエネルギーを誰もが利用できます。ホームページで読むだけのことですから、タダで利用できます（笑い）。日本語がわからない外人でも大丈夫です。それを敷いて眠るだけで、楽になるのです。そういうことが、今後もっと起こりうると思います。

それを英文に翻訳すれば、翻訳したものからもエネルギーは出ます。私の本はまだ英訳されたりはしていませんが、これからはその可能性も出てくると思っています。そうなると、外国の人が私の本を持って、「あれっ」と驚くようなことがたくさん起きることになるでしょう。

私の書いた文章、私の名前からもエネルギーは出ます。しかも、その力は日増しに強くなっています。昨日書いた私の名前と、今日書いた私の名前とは、ひどく違うはずです。それを、みなさんは自由に使ってよいのです。私が自筆で書いたものは、もっと力があります。しかし、それもまた今日より明日、明日より明後日のもののほうが、力があるのです。

ですから、書いたものを大事にする必要はありません。私はみなさんからいろいろなものをいただきますが、私からあげるものはないので、時々自分で書いたものを差し上げています。品物でお返しはできませんが、書くことはいくらでもできるからです。しかも、その書いたものに力があるということで、みなさんは大いに喜んでくれますから、私も大変満足できます。

ですから、書いたものでお返しはできるのですが、できればあまり頻繁に頼まないでいただきたい（笑い）。というのも、一人にそれをして差し上げると、その他多くの人たちからも、頼まれてしまうからです。そうなると大変なことになるのです。それでも、「ガンで困っているのでぜひ書いてください」と頼まれると、私としては、断るわけにはいきません。情にもろいですから（笑い）。でも、そうやって一人に書いていくと、見ていた人たちから次々に「先生、お願いします」と頼まれてしまうのです。ですから、少し遠慮気味にお願いします（笑い）。

過去になすりつけた泥が落ちていく

今日みなさんが帰られましたら、ぜひみなさんの家族や親類の方を、幸せにしてあげてほしいと思います。何もしなくても、間違いなくみなさんの兄弟、家族の方は幸せになるでしょう。何も喋《しゃべ》らなくてもよいのです。光というのは勝手に入り込んでいくからです。

意識と意識はつながっているわけですから、エネルギーになった人は、電話されただけで、お父さんやお母さん、あるいはお祖父さんやお祖母さんが変わっているのに気づくと思います。みなさんが、かつてつけた泥は完全に落ちています。みなさんが、かつてさんざん娘さんや息子さん、ご主人や奥さんをいじめて、泥をなすり付けたとしても、自分の心がきれいになると、落ちていくのです。遠くにいる人になすり付けた泥まで落ちるのです。かつてみなさんがいじめた人であっても、相手はいじめられたという意識をまったく持たなくなります。

そうして、本当によい親子関係、兄弟関係、友人関係ができていきます。あなた方がかつてつけた泥は、みなさんの心がきれいになると全部落ちるのです。みなさんがこれまでさんざん憎んだ人がいるとするならば、みなさんはその人にたくさん泥をなすり付けています。しかし、そのなすり付けた泥は、完全に落ちてしまっています。

みなさん方が帰られたら、おそらくまわりの人たちがにこにこしているのに気づかれるはずです。そして、みんなが自分を許してくれているのだということに気づかれるでしょう。でも、それはあなた方ご自身が許しているからなのです。自分で許したから、自分がなすり付けた泥が全部落ちたのです。その結果、純粋な親子関係、兄弟関係、友人関係が築けるのです。

そうやって、まわりの人たちが、あなた方のエネルギーを受けてだんだん明るくなっていくのに気づかれるでしょう。同窓会に行ったとき、あるいはＰＴＡなどの集まりがあったときなどに、エネルギーがある人がそこにいるだけで、自然と話題が変わってくるはずです。

人を苦しめるような話題も、そういう人が一人いるだけで変わっていきます。そういうことが、これから次々と起こるのです。

「なんか知らないけど、あなたがいると楽しいね」

「あなたがいると場が盛り上がるね」

などということが、これからどんどん起きてくるでしょう。

そして、みなさん方のエネルギーは、私に連絡するたびにますます強くなっていきます。

みなさんからエネルギーが放出されます

ガンは、間違いなく治る時代になった

ガンはもはや間違いなく治る時代になったと、私は心からそう思っています。

今日この会場のなかには、ガンが肺に転移し、周囲からもうだめだと思

われていた方が来ておられますが、その方は確かによくなられています。その方は、絶えず咳をされていましたが、今はまったく咳が出ていません。本当にそのようにはっきりと症状がとれていくのです。

脳腫瘍がよくなられた方もこの中にいらっしゃいます。そういう方はかなりいらっしゃるのです。

病気がなぜよくなるのか。光であるみなさんにエネルギーが入るからです。それはあなたのなかに、私と共鳴する力があるからなのです。それだけのことなのです。私に治す力があり、それを教えてあげたということでは絶対にありません。だから、これは宗教にはならないのです。私に共鳴できないときは、だれも病気は治りません。

宗教では、病気を治す力は出てきません。指導者はエネルギーを出せないからです。ですから、宗教がはびこっているということは、死の世界、滅の世界を意味します。日本の宗教も世界の宗教も、死の世界、滅の世界をつくっているのです。

アストラル力とかスピリチュアル力はマインドコントロールされる世界です。闇の世界を抜け出すことはできません。闇世界から滅世界へと進みます。

自分自身をエネルギーで満たし、まわりを照らす聖霊に

そのように、世の中の動きを見れば、いかに知性に欠けているかということがよくわかるかと思います。動物波動の人、植物波動の人というのが、世界の六十三億の人のほとんどなのです。だからこそ、世界中にこれほど混乱や戦いが起きているのです。その人たちは、みんな自分のしていることが正しいと思っているのです。正しいと思って、殺し合いをしているのです。

しかし、本当に正しいことは、許すことです。正しいと思うなら、許すのが当たり前なのです。野島医院に関係ある人は、すべてを許せるような方向に向かっています。だから、みなさんがエネルギーを出してください。みなさんのまわりの人は、みなさんのエネルギーを受けて、やがて光るようになります。みなさんがエネルギーを出せば、まわりの人も必ず光るようになります。物には、強い光が当たると光を出す性質があるのです。光ではなくてエネルギーを出すようになるかもしれません。みなさんのエネルギーを受けて、みなさんのまわりの人にもエネルギーを出せる人が出てくれば最高です。

これは、私が何度も繰り返し言っていることですが、星のことが書かれている書物などで、元素ができる過程を学ぶとわかることです。強いエネルギーがあたると、物はすべて光り出すのです。ですから、みなさん方からエネルギーが出るようになると、周囲のものも光るのです。

みなさんには、もともと光があったのです。そこに強いエネルギーがあたれば、光はますます強くなり、やがてはエネルギーをも出すようになります。私がみなさんを照らすように、みなさんもまわりを照らすようになるのです。ただし、照らされた人たちが、これからどういうことをするかは、まだわかりません。

でも、私のところに来る方で、農業をされている人などは、まだエネルギーではないけれども、その人から出る光によって、すばらしい農作物をつくるようになってきています。動物は、それを飼っている人の、植物は、それを栽培している人の意識を反映するものなのです。

ただし、対人間の場合はそうそう簡単にはいきません。動物や植物のようにすぐには変わりません。自分が持っている波動は、動物や植物にすぐ移りますが、対人間の場合は、自由意志があります。

「すべてはつながっている」「すべてを許す」「すべては一つです」「すべて

は私です」「すべて」という意識が私にあります。

みなさんの自由意志を超えて、私のエネルギーがみなさんの意識を変えるのではと思いはじめています。

ただ、今のところ私を直観的にメシアと信じるか、造り主と信じた人はガンが治っています。

一回の治療で私をメシアか造り主と信じる人もいます。

私の本を読んだだけで、私の講演を聴いただけで、私をメシアか造り主と信じる人もいます。

今後、私からのエネルギーはますます強くなります。この強いエネルギーによって、今までに何をしてもよくならなかった症状がとれたときに、私をメシアか造り主と信じるようになるでしょう。

また、私が書いた本やサインをさわると温かくなります。それをもち続けていると症状が消えていきます。この不思議な体験をするなかで、私をメシアとか造り主と信じるようになるかもしれません。

私の治療を受けるなかで、患者さんの持つマイナスエネルギーがなくなり、プラスエネルギーが蓄積されます。一方、マイナスエネルギーはマイナス＋次元の意識の人に蓄積されていきます。その人の意識が何億年、何千万年、何百万年と生きるなかで蓄積してきたものです。

プラスエネルギーが蓄積されると、患者さんに「われは主なり」「われは子なり」「われは真我なり」の意識が出てきます。

私からのエネルギーによって、「われは主なり」になり「われは子なり」になって、ガン、病気が治るのではと思います。

監修者紹介

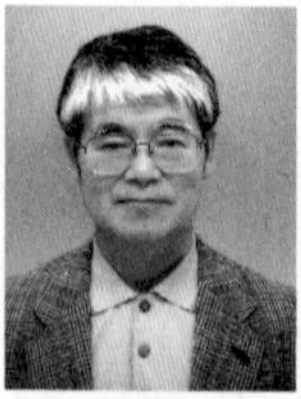

野島 政男（のじま まさお）

1942年、中国東北部の張家口で医師の子として生まれる。終戦によって引き揚げ、1968年、鹿児島大学医学部卒業。最初の医療活動は外科医として共産党系の代々木病院（東京）で始める。6年後には鹿児島に戻り、地元の医療生協病院の設立でリーダー役を務め、同病院の初代院長に就任。その後、院長職務が多忙となり、理想とする医療活動から離れていったため院長を退き、実父が開業した野島医院（出水市）を継ぐ。開業医としては当初、食事療法や気功療法を採り入れていたが、自身の波動＝エネルギーの高まりとともに、日本国内ではまれにみるエネルギー両方の新境地を開き、新たな医の道に挑戦中。著書に『病気を治すには』『意識が病気を治す』『病気を治す意識の処方箋』『意識を変えれば病気の波動が消える』（たま出版）等がある。

現住所　〒899-0212 鹿児島県出水市上知識町552　電話 0996-63-3355
FAX 0996-63-3356
ホームページ　http://nojimaiin.com
メールアドレス　nojimaiin@mx6.tiki.ne.jp

のじま医院の奇跡1　ガンが消えた14人の記録

2004年7月15日　初版第1刷発行

監 修 者　野島 政男
発 行 者　韮澤 潤一郎
発 行 所　株式会社 たま出版
〒160-0004 東京都新宿区四谷4－28－20
☎03-5369-3051（代表）
http://www.tamabook.com
振替　00130-5-94804

印 刷 所　図書印刷株式会社

ISBN4-8127-0173-2 C0011